DU TABAC

SON INFLUENCE SUR LA SANTÉ

ET SUR LES FACULTÉS INTELLECTUELLES ET MORALES

HYGIÈNE DES FUMEURS

PAR

Le Docteur DRUHEN aîné

Professeur à l'École de médecine,

MEMBRE DE L'ACADÉMIE DES SCIENCES, BELLES-LETTRES ET ARTS
DE BESANÇON, ETC., ETC.

BESANÇON

IMPRIMERIE DODIVERS ET Cⁱᵉ, GRANDE-RUE, 42.

1866

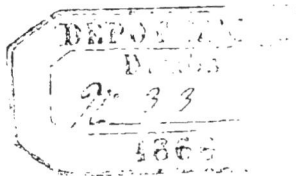

DU TABAC

OUVRAGES DU MÊME AUTEUR :

De l'organisation d'un service médical gratuit pour les indigents dans la ville de Besançon; mémoire publié en 1845.

Des causes de l'indigence et des moyens d'y remédier; 1 vol. in-8°, *couronné par l'Académie de Besançon (prix d'économie politique)*; publié en 1850.

De l'Institution des sages-femmes et de la réforme qu'elle réclame; mémoire publié en 1851.

Notice sur la peste observée à Besançon en 1629, publiée en 1856.

Histoire raisonnée des épidémies de fièvres typhoïdes observées dans le département du Doubs, *honorée d'une médaille d'argent par l'Académie impériale de médecine de Paris*, publiée en 1857.

Rapport sur le service médical gratuit et sur la vaccine dans le département du Doubs, publié dans le *Mémorial administratif* en 1857.

De l'indigence et de la bienfaisance dans la ville de Besançon; 1 vol. in-8°, publié en 1860.

DU TABAC

SON INFLUENCE SUR LA SANTÉ

ET SUR LES FACULTÉS INTELLECTUELLES ET MORALES

HYGIÈNE DES FUMEURS

PAR

Le Docteur DRUHEN aîné

Professeur à l'École de médecine,

MEMBRE DE L'ACADÉMIE DES SCIENCES, BELLES-LETTRES ET ARTS
DE BESANÇON, ETC., ETC.

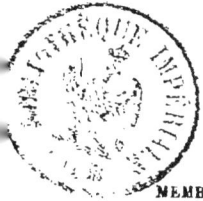

BESANÇON

IMPRIMERIE DODIVERS ET Cᵉ, GRANDE-RUE, 42.

1866

AVANT-PROPOS.

Cet ouvrage n'est point un plaidoyer pour
ou contre le tabac : c'est une étude con-
sciencieuse sur une question qui intéresse aujourd'hui toutes les familles à peu d'exception
près.

A ceux qui trouveront que mes conclusions
s'écartent trop du vœu de M. Glais-Bizoin, qui
demandait pour les ouvriers des villes et des
campagnes, non pas, comme le veulent les

économistes, *la vie à bon marché,* mais *le tabac à bon marché* (1), ma réponse est facile :

Je suis médecin : c'est en cette qualité que j'ai interrogé les faits, que j'ai consulté l'expérience, et c'est le résultat de mes observations et de mes recherches que je soumets au public.

À cette époque de conception rapide et de

(1) Corps législatif ; séance du 22 juin 1865 :

M. GLAIS-BIZOIN. — « Messieurs, j'ai eu l'honneur de présenter à la commission du budget un amendement ainsi conçu :

« Il sera mis en vente, dans tous les débits de l'Em-» pire, du tabac dit de cantine à 2 fr. le kilogramme.»

» Dans le cours des événements, la fortune m'a offert, à diverses reprises, une part de pouvoir que j'ai constamment refusée.

» Aujourd'hui je sens un mouvement d'ambition subite, mais considérable, car j'aspire à la dictature pour un moment seulement. (On rit.)

» J'en profiterai pour donner aux cultivateurs, aux ouvriers des villes et campagnes, ces combattants civils qui luttent si vaillamment contre toutes les difficultés de la vie, pour leur donner quelque chose qui leur plai-

publicité hâtive, je crois devoir informer le lecteur appelé à le juger que ce travail est terminé depuis un an. Entrepris d'abord en vue d'une publicité locale, il a paru ensuite assez intéressant pour figurer dans le programme de lectures publiques que l'autorité académique avait eu la pensée d'établir à Besançon pendant l'hiver de 1864-1865.

Le projet de ces conférences venait d'être

---

rait autant, peut-être plus que la fameuse poule au pot qu'ils attendent encore; je leur donnerai du tabac à bon marché.

» Je le leur donnerais, assuré d'être juste et en même temps de ne pas nuire au Trésor, car, par cette mesure, j'arrêterais une fraude immense, incalculable, qui se fait non-seulement par les frontières, mais avec les départements dans lesquels le tabac est vendu à prix réduit.

» Voilà le rêve de mon ambition. Cette dictature que j'envie, vous l'avez, messieurs; je vous conjure d'en user et de donner une réalité à mon souhait en adoptant mon amendement, qui vous assurera les bénédictions du pays. (Rires approbatifs sur quelques bancs.) »

abandonné, lorsqu'un des membres les plus distingués de l'Académie de médecine, M. le docteur Joly lut, à la séance du 21 février dernier, un mémoire fort remarquable sur le tabac au point de vue médical. L'accueil que cette savante étude obtint de l'illustre compagnie et le retentissement qu'elle produisit dans le monde des médecins et des penseurs, m'encouragea à publier mes recherches sur le même sujet (1).

Mais, en province, on a généralement peu de goût pour la publicité, on redoute surtout la critique parisienne qui passe, à tort, j'en ai des preuves personnelles, pour manquer de générosité envers les ouvrages éclos loin de la capitale (2). D'un autre côté, mon travail

(1) La déclaration légale a été faite le 24 février 1865.

(2) Je n'oublierai jamais la bienveillance avec laquelle l'*Union médicale*, la *Gazette hebdomadaire* et la *Revue*

soulève des questions délicates que le temps résoudra dans un avenir plus ou moins éloigné.

Telles sont les considérations auxquelles je prêtai une oreille complaisante, et dès lors je laissai les feuilles imprimées de mon opuscule dans les magasins de l'imprimeur.

Cette explication me justifiera du silence qu'on m'accuserait d'avoir gardé sur les derniers travaux publiés depuis un an sur le tabac au point de vue de l'hygiène, notamment le mémoire de M. Joly et le feuilleton si plein d'intérêt dans lequel M. Bertillon a montré que, dans une école célèbre et en possession, à si juste titre, de l'estime publique, le nombre

médicale ont rendu compte de plusieurs de mes publications, et je suis heureux de cette occasion de remercier publiquement MM. Amédée Latour, de Linas et Sales-Girons des témoignages flatteurs dont ils ont bien voulu m'honorer sans me connaître.

des fumeurs, faible parmi les premiers élèves, s'accroît progressivement à mesure que le classement devient plus défavorable (1). N'en serait-il pas de même dans toutes les écoles spéciales?

En me décidant aujourd'hui à soumettre mon travail au jugement de l'opinion publique, malgré les hésitations dont je viens de faire confidence au lecteur, je cède aux encouragements de plusieurs savants auxquels je l'ai communiqué, et de l'Académie de Besançon qui a bien voulu en accueillir favorablement la lecture.

On a pensé que la vérité scientifique ne devait se laisser enchaîner par aucune considération étrangère : mes études contribueront peut-être à la répandre.

(1) *Union médicale,* n° 29 (9 mars) 1865.

Quelques économistes prétendent qu'il faut à tout prix flatter une habitude favorable à l'agriculture qui, sans peser sur les pauvres (opinion fort contestable), remplit les caisses de l'Etat. Je leur opposerai la statistique suivante, extraite du mémoire de M. Joly :

« De 1818 à 1830 les ressources apportées au budget par l'impôt sur le tabac s'élevaient à 28 millions, et les hospices d'aliénés comptaient 8,000 aliénés. Depuis que le chiffre de l'impôt a atteint 180 millions, on compte 44,000 aliénés ou paralytiques dans les hôpitaux spéciaux. Et si l'on y ajoute le chiffre des aliénés traités à domicile, l'on aura facilement un total non exagéré de plus de 60,000 aliénés pour la France de 1862 (1). »

A ce document, dont l'importance peut se

(1) *Union médicale*, n° 26 (2 mars) 1865.

passer de commentaires, je ne saurais rien ajouter sans anticiper sur le texte même de cette étude.

DU TABAC.

SON INFLUENCE SUR LA SANTÉ

ET LES FACULTÉS INTELLECTUELLES ET MORALES.

I

ÉTAT DE LA QUESTION.

Un physiologiste éminent, aujourd'hui secré-
taire perpétuel de l'Institut, a émis cette opinion
remarquable au moins par sa forme aphoristique :
« Avec nos mœurs, nos passions, nos misères,
l'homme ne meurt pas, il se tue (1). » Il ne serait

(1) FLOURENS, *De la longévité*, p. 32.

pas difficile de relever ce qu'il y a de trop absolu dans cette pensée et de montrer, par exemple, qu'à moins de vivre étranger aux liens de la famille, de résigner toute solidarité nationale, et d'abdiquer sa personnalité au milieu du conflit des intérêts divers qui s'agitent autour de lui, l'homme n'a ni la liberté ni le pouvoir de se soustraire aux influences morales qui l'environnent, qui le menacent et le compromettent. Et s'il en devient victime, serait-il juste de l'en rendre responsable et de dire que, dans ces conditions, l'homme se tue ?

Mais si l'opinion de M. Flourens est contestable dans la rigoureuse acception de ses termes, il est impossible de ne pas reconnaître avec lui que parmi les maladies qui affligent l'humanité il y en a beaucoup qui sont le produit de ses œuvres ; et que si l'homme était plus sage et plus prudent, son existence en serait plus longue et plus heureuse. Mais nous sommes ainsi faits qu'à tout prix nous voulons dégager notre responsabilité des maux qui nous frappent, et que si la maladie nous atteint, si la mort nous menace, nous préférons en accuser des influences étrangères ou inoffensives plutôt que de mettre en cause notre régime et notre conduite.

Pourtant, parmi nos habitudes, nos modes et nos usages, n'en est-il pas quelques-uns dont l'hygiène a signalé les inconvénients et les dangers? Et n'en pourrait-on pas citer d'autres qui ne nous paraissent inoffensives que parce que la science n'a pas encore parlé?

Parmi les questions qui appellent encore les investigations des savants, il y en a une qui me semble pleine d'actualité, et que l'hygiène a à peine effleurée : c'est celle du tabac.

L'usage de cette plante s'est introduite partout : en effet, il a envahi toutes les classes de la société, les enfants eux-mêmes en sont devenus tributaires; et comme cela se voit pour le sucre et le café, il semble que bientôt personne ne pourra plus s'en passer.

Quand on interroge l'opinion touchant l'influence du tabac sur l'homme sain, on la trouve divisée en deux courants parfaitement distincts. D'un côté c'est un optimisme que rien ne trouble. Le tabac est une plante bienfaisante qui distrait, qui dissipe l'ennui, qui enfante la gaieté, qui porte au recueillement et à la méditation ; le tabac jette l'esprit fatigué dans une douce rêverie et procure un repos agréable : on a été jusqu'à en faire un instrument de moralisation et à proposer qu'on en permette l'usage dans les pensions et les lycées ! ! (1)

Les partisans de l'opinion contraire le frappent d'une proscription absolue. Pour eux, l'usage du tabac ne répond à aucun besoin naturel, c'est un plaisir factice qui devient souvent une source de gêne, de souffrances et de maladies : c'est toujours un esclavage embarrassant. Plusieurs antagonistes du tabac sont disposés à en faire le bouc émissaire de tous les maux qui affligent l'humanité, et ils seraient volontiers disposés à croire que c'est le tabac qui a fait perdre à l'Espagne son importance politique, et ce caractère chevaleresque qui en avait fait un des premiers peuples du monde (2). Ils consentiraient peut-être au rétablissement de la peine du fouet et de la prison, que les règlements de police de 1635 infligeaient aux débitants

(1) M. le Dʳ DEMEAUX, de Puy-l'Evêque, *Académie des sciences*, juillet 1862.

(2) Feuilleton de la *Gazette des hôpitaux*, 1857, p. 193.

de boisson qui auraient vendu du tabac ou qui en auraient permis l'usage dans leur maison (1).

Exagération des deux côtés. Le médecin qui, sur ce terrain, veut faire œuvre profitable à la science, doit se préserver des opinions extrêmes, tenir la balance d'une main impartiale et interroger l'expérience. C'est ce que je fais depuis vingt-cinq ans.

Observateur désintéressé et sans autre mobile que l'intérêt de mes semblables, je leur apporte, avec le résultat de mes observations, l'expression de mes convictions motivées et réfléchies ; et si mes conclusions sont en désaccord avec les habitudes de quelques-uns de mes lecteurs, ils me rendront du moins cette justice, qu'avant de les produire je leur ai laissé le temps d'acquérir une suffisante maturité.

Pour qui se bornerait à un examen superficiel de la question, il serait facile d'établir les effets du tabac sur l'homme sain. En résumant les symptômes de l'empoisonnement par cette plante,

(1) DELAMARRE, *Traité de la police*, t. 1, p. 138.

et les cas en sont nombreux, soit qu'elle ait été
employée en lotions contre des affections pruri-
gineuses, en lavement contre les vers intestinaux
ou pour vaincre des étranglements herniaires;
soit qu'elle ait été introduite dans l'estomac dans
un but thérapeutique ou criminel, ou bien par
erreur ou imprudence, en ajoutant à ces symptômes ceux qu'éprouvent la plupart des jeunes
gens qui, séduits par l'exemple, croient grandir
plus vite en imitant les hommes faits, on arriverait
à constater un ensemble de phénomènes qui
prouvent que le tabac exerce une action puissante
et nuisible sur l'économie, et que, dans des circonstances encore mal déterminées, il trouble
l'harmonie de presque toutes les fonctions.

Mais la science aurait peu à gagner à cette
œuvre de copiste, et je préfère une voie plus laborieuse mais plus féconde. En rassemblant un certain nombre d'observations authentiques dans lesquelles l'usage et l'abus du tabac paraissent avoir
agi comme cause soit prédisposante, soit déterminante, en cherchant si parmi les divers accidents
qui traversent la vie de l'homme, il n'y a pas
quelques états morbides jusqu'alors inexpliqués

dont l'usage du tabac pourrait rendre raison : en tirant de ce rapprochement des inductions légitimes, j'espère pouvoir arriver aux conclusions suivantes :

Le tabac, en dehors de ses applications médicales, est d'une utilité contestable : dangereux pour l'enfance et la jeunesse, son usage, souvent inoffensif dans l'âge mûr et dans la vieillesse, doit être subordonné à des règles qu'il appartient à l'hygiène de tracer, et auxquelles il est imprudent de se soustraire.

II

TÉMOIGNAGES.

Quand une opinion nouvelle tend à se faire jour et sollicite une place dans le domaine de la publicité, si elle est originale, bizarre, extravagante, subversive des principes fondamentaux des sociétés, des croyances générales, de l'ordre public, d'avance elle peut être assurée du succès qu'elle ambitionne : elle fera sensation. Les annales, les revues, les journaux s'empressent de l'accueillir, l'introduisent avec éclat dans le monde des idées, les unes pour l'applaudir, les autres pour la critiquer, et la font connaître partout où peut pénétrer l'écho de la publicité.

Qu'une opinion vienne au contraire à se produire sous l'égide de l'observation et de la raison, qu'elle sollicite le jugement des hommes compétents ou qu'elle demande humblement son droit de cité parmi cette collection souvent confuse de théories, d'hypothèses et de faits qui composent les matériaux de la science, on est plus difficile pour elle, et souvent son auteur ne la fera passer qu'en appelant à son aide des patrons influents.

C'est dans ces conditions que je produis mon travail : obscur écrivain, je ne me reconnais aucun titre à la considération de l'opinion publique, et cependant j'invoque les arrêts de ce tribunal redoutable. Mais pour suppléer à mon insuffisance et pour dissiper les doutes et les incertitudes qu'elle laissera subsister dans l'esprit du lecteur, j'appelle en témoignage les médecins à qui des circonstances fortuites ou des études spéciales ont fourni l'occasion d'émettre un avis, de donner un conseil sur la question d'hygiène que j'ai entreprise. Ce sont là mes soutiens, je place mon travail sous leur protection respectable ; et si mes efforts demeurent impuissants, j'aurai, du moins, la consolation d'avoir échoué sous un patronage qui m'honore.

Il faudrait un temps et une bibliothèque qui ne sont point à ma disposition, pour connaître les opinions émises à diverses époques sur l'usage du tabac, soit par les consommateurs eux-mêmes, soit par les médecins compétents qui, à vrai dire, sont seuls dignes d'être consultés en cette matière. Mais, réduit comme je le suis et dans mes loisirs et dans mes ressources, je puis déjà citer un nombre imposant d'écrivains dont les protestations longtemps méconnues finiront sans doute par convaincre l'opinion. Je les exposerai dans un ordre chronologique, afin de montrer que le nombre et l'importance des avertissements que j'ai pu recueillir est en rapport direct avec l'accroissement de la consommation.

Introduit en France vers la fin du xvᵉ siècle, le tabac n'a d'abord été employé que sous forme de poudre qu'on appelait *poudre à la reine,* et ce n'est que timidement qu'on se mit à le fumer pendant le xvıᵉ siècle. Je ne sais ce que les mé-

decins, premiers témoins de ces essais, en pen-
sèrent, mais on lit ce qui suit dans un ouvrage
publié en 1622 :

*Dates
des
ouvrages
et des
opinions
citées
dans ce
chapitre.*

1622.

Après avoir parlé de l'utilité du tabac, Neander
ajoute (1) : « Je n'entends parler à ceux lesquels
abusans journellement et se consommans eux-
mêmes avec le meilleur de leur temps , dans les
cabarets, après le tabac conuertissent (vrais souf-
fleurs de cendres qu'ils sont) leur cerueau qui
estoit desdié pour estre le domicile de la raison
et le thrésor de toute sciēce, en une cheminée et
cloaque auec la profanation d'vn médicament
utile et profitable. »

Dans une histoire des plantes faite d'après
Gaspard Bauhin et publiée en 1639, nous remar-
quons ce passage (2) : « Les feuilles de tabac prises
en pipe ôtent la faim et la soif, etc.; néanmoins
le trop grand usage (de cette plante) dessèche le
cerveau et menace de folie. »

1639.

Magnenus s'exprime ainsi (3) : « Je dis que le

1658.

(1) *Tabacologia Lugd. Bat.*, p. 53.

(2) *Hist. des plantes de l'Europe*, rangée suivant l'ordre du
Pinax de Gaspard Bauhin.

(3) *De tabaco*, authore Joanne-Chrysost. Magneno.

tabac, de quelque manière qu'il soit fumé, nuit à la mémoire. »

1668.   Baillard, dans un discours sur le tabac (1), dit que si le tabac peut être utile quelquefois, il doit être expressément défendu aux enfants et aux femmes grosses.

1780.   Buffon s'est occupé de ce sujet, et voici comment il s'exprime : « Tout ce qu'on a dit contre le tabac n'est pas prouvé, et ce qu'on en peut dire avec le plus de fondement, c'est qu'un trop grand usage de cette poudre affaiblit l'odorat et la mémoire (2). »

1782.   « Si le tabac pris avec modération et avec sagesse est un remède capable de guérir de grandes maladies, il faut avouer que l'excès en est d'une conséquence infinie; car il est constant qu'il affaiblit la mémoire, qu'il cause des tremblements, etc.

» Il conduit à un dessèchement mortel les personnes qui sont naturellement maigres et dont le tempérament est vif et bilieux. » Celui qui a tenu

(1) *Discours sur le tabac et particulièrement sur le tabac en poudre*, par le Sr BAILLARD, 1668.
(2) *Hist. des plantes*, t. XVI, p. 53.

ce langage, c'est Chomel, l'auteur de l'*Abrégé de l'Histoire des plantes*.

« Nous ne saurions assez nous élever contre l'usage habituel du tabac, et surtout contre le nombre effroyable des fumeurs, dit l'auteur d'un ouvrage de médecine populaire (1). Le tabac est une plante très stimulante et stupéfiante : introduit par le nez, il irrite les nerfs qui servent à l'odorat ; il y fait en quelque sorte l'office d'un cautère, par l'écoulement continuel de l'humeur qu'il provoque. Son action secondaire est d'atoniser les fibres du cerveau, de porter sur la mémoire et sur les diverses facultés intellectuelles qu'il affaiblit, de disposer aux maux de tête, aux étourdissements, aux affections paralytiques, etc. »

« L'usage de fumer est encore bien plus pernicieux. La fumée du tabac provoque une excrétion extraordinaire de la salive fournie par les glandes de la bouche, Or, cette salive est une humeur infiniment précieuse, et même d'une utilité indis-

1813.

_____

(1) Le Dr POUGENS, in *Dictionn. de méd. pratique et de chirurgie* mis à la portée de tout le monde. Montpellier, in-8°, t. II, p. 686.

pensable aux fonctions essentielles qu'elle a à remplir, dont la principale est la digestion. Elle sert de dissolvant aux aliments, avec lesquels elle se mêle, soit dans la bouche par l'acte de la mastication, soit dans l'estomac où elle parvient sans cesse par la déglutition. Que peut-il donc résulter de la déperdition considérable qu'en font les fumeurs? sinon des maux d'estomac, des digestions viciées et la cohorte nombreuse des maladies qui vont à la suite de ces dernières. »

« Les jeunes gens d'aujourd'hui avaient-ils besoin de joindre cette habitude funeste aux débauches de tout genre par lesquelles ils consument si rapidement leur vie? »

1818.　Après avoir rapporté une observation intéressante que je citerai, un chirurgien militaire, le Dr Roques s'exprime ainsi : « On ne devrait point contracter avec autant d'indifférence qu'on le fait de nos jours l'habitude automatique de fumer. Les jeunes gens et les personnes d'un tempérament sanguin, très sensibles et irritables, devraient surtout s'en abstenir (1). »

(1) *Mémoires de médecine et de chirurgie militaire*, t. VII.

« Le mieux, dit Percy, le mieux serait, surtout 1820.
pour les constitutions débiles et sèches, de ne
pas contracter l'habitude de fumer ; car, nous le
déclarons, sur cent fumeurs, on n'en rencontre
pas trois à qui la fumée du tabac soit véritable-
ment nécessaire (1). »

« Les parents, dit Mérat (2), ne sauraient trop 1821.
s'opposer à la funeste habitude d'user du tabac :
souvent on la laisse prendre avec une facilité blâ-
mable et l'on semble ne pas prévoir tous les maux,
tous les chagrins auxquels on livre la jeunesse à
qui on laisse contracter cette coutume vicieuse.
Conseillé souvent avec légèreté pour un coryza
ou des douleurs passagères de tête, on continue
ensuite d'en prendre le reste de ses jours. »

Suivant Prout, « l'homme faible et valétudi- 1822.
naire devient aisément victime de l'action véné-
neuse du tabac. »

Si l'on en croit les auteurs du *Dictionnaire* 1827.
des sciences naturelles (3), « l'habitude du tabac

(1) *Dict. des sciences médicales*, t. XLII. art. *pipe*, p. 471.
(2) Tome XXXIV, p. 537.
(3) *Grand Dictionnaire des sciences médicales*, t. LIV, p. 195.

amaigrit, affaiblit la mémoire et détruit en partie la finesse de l'odorat. »

1827. Le Dr Londe, dont la compétence est si grande en matière d'hygiène, professe une opinion analogue ; la voici : « L'abus de la pipe peut contribuer à l'amaigrissement, déterminer l'irritation des poumons, de l'estomac et des intestins, produire des congestions cérébrales. »

« L'homme qui se crée le besoin de fumer ne se prépare pas une vive jouissance dans la satisfaction de ce besoin, et il s'expose à une grande privation s'il ne peut le satisfaire. La conséquence de ceci est qu'on agira sagement en ne se créant pas cet inutile besoin (1). »

1832. Mérat, déjà cité, mais associé cette fois à un écrivain dont l'autorité n'est pas moins grave, s'exprime ainsi dans un autre ouvrage : « Les gens qui abusent de l'usage de la pipe sont dans un hébêtement continuel, une sorte de demi-état apoplectique..... Les parents, les médecins ne sauraient donc trop s'opposer à la funeste habitude du tabac, qui nuit à la santé et à la bourse,

(1) *Traité d'hygiène*, par LONDE, t. II, p. 6 et 7 ; 1827.

et dont le moindre inconvénient est de rendre dégoûtants ceux qui s'y livrent. »

« Nous ne pouvons, comme médecins, que nous élever contre cette habitude de mauvais goût, qui est la source de mille désagréments et même d'accidents (1). »

Voici une opinion qui n'est pas moins explicite : « Que des jeunes gens encore imberbes, des hommes naturellement faibles ou des vieillards décrépits fassent usage de la pipe ou du cigare, c'est là une chose grave et qui donne souvent lieu à des conséquences funestes. Chez les jeunes gens, en effet, le tabac exerce sur l'encéphale une action affaiblissante, lèse singulièrement l'intelligence et l'imagination, mène à la paresse : *à fortiori* chez les vieillards (2). » 1839.

Dans un mémoire inséré dans le tome IX des *Mémoires de l'Académie de médecine* (3), M. Cerise 1841.

(1) *Dict. universel de mat. méd. et de thérap. générale*, par MÉRAT et DE LENS, t. IV, 1832.

(2) Extrait du *Journal de chimie médicale et de toxicologie*, cité par la *Revue méd.*, 1839, t. IV, p. 398.

(3) Page 333. Le sujet était le suivant : *Déterminer l'influence de l'éducation physique et morale sur la production de la surexcitation du système nerveux et des maladies qui sont un effet consécutif de cette surexcitation.*

s'exprime ainsi : « Il est peu de substances dont l'usage soit aussi généralement répandu que celui du tabac. L'habitude en diminue les inconvénients dans le plus grand nombre des circonstances. Toutefois il est dés constitutions délicates, des conditions de surexcitation nerveuse que l'usage du tabac prisé ou fumé ne fait qu'accroître, soit en surexcitant directement le cerveau, soit en troublant les fonctions digestives. »

1°43. La *Revue des Deux-Mondes* contient sur le tabac un article fort remarquable : j'en recommande les extraits qui suivent à l'attention des hommes sérieux. « Le tabac n'est pas une substance dont il soit impossible de se passer, et il n'apporte pas dans la société un bien-être qui le rende digne de toute la sollicitude gouvernementale. L'usage du tabac est un vice contre lequel devrait s'élever la loi afin d'en empêcher la contagion. C'est sous ce double point de vue que nous approuvons le monopole. »

« Nous croyons qu'en se substituant à l'industrie particulière, le gouvernement devait élever une digue contre l'envahissement d'une détestable habitude... . »

« Le tabac est bien réellement un poison ; il ne peut produire que du mal, mal auquel résistent les constitutions robustes des hommes mûrs, mais qui doit avoir une action réelle sur l'enfance. Une organisation faible qui n'a pas encore assez de vigueur pour lutter contre l'influence détériorante d'une substance délétère, ne saurait se développer convenablement et prendre la force dont elle a encore besoin, en s'usant au contact d'un poison..... Dans tous les cas, si l'usage de la fumée de tabac absorbée par la pipe ou par le cigare ne nuit pas immédiatement et toujours à la santé du corps, il nuit certainement à celle de l'intelligence dont il endort les forces. »

« Le tabac facilite le penchant qu'ont tous les hommes à ne rien faire, en détruisant l'idée du remords que l'inaction complète ne manque jamais de faire naître. Il dissout les réunions de la famille, d'où les hommes s'échappent pour aller fumer (1). »

Un poëte bien connu, Barthélemy, a publié en 1845 un petit poëme en faveur du tabac ; mais,

(I) BARRAL, *Revue des Deux-Mondes*, 1843, 2ᵉ vol., p. 208.

malgré son enthousiasme pour ce *joujou*, ainsi qu'il appelle le cigare (1), il a laissé échapper cet aveu :

« Je sais que cet arôme, alors que je l'aspire,
» Pour maîtriser mon âme avec un tel empire
» Doit sans doute ébranler quelques faisceaux nerveux
» Des organes subtils qui sont sous mes cheveux. »

1846. Ecoutez Raspail : « Les fumeurs de tabac, et je dirai même d'opium, se défendent de la faim ou au moins de ses angoisses par le même procédé que le nôtre (2) ; mais ils ont *l'esprit moins libre,* vu que les narcotiques ne permettent pas ou permettent peu le travail intellectuel. Ils savourent mais *pensent peu ;* leur volupté est un quiétisme ; leur jouissance est l'absence de la souffrance (3). »

1849. « L'opium et le tabac se consomment aujourd'hui dans des proportions si extraordinaires, qu'il est impossible de ne pas leur faire une large part dans l'histoire des substances qui agissent

(1) *L'art de fumer,* poëme par BARTHÉLEMY ; 1845.

(2) La cigarette de camphre. On sait que Raspail a porté le culte du camphre jusqu'au fanatisme.

(3) *Hist. nat. de la santé et de la maladie chez les végétaux et chez les animaux, et en particulier chez l'homme,* par RASPAIL. 1846, t. III.

d'une manière funeste sur le système nerveux. »
C'est un aliéniste distingué, le Dr Morel, qui a
tenu ce langage (1).

M. Michel Lévy, cet hygiéniste si savant et si   1850.
populaire, ne paraît pas hostile au tabac ; cependant il dit :

« Les fumeurs acharnés ont le teint d'une pâleur livide, les dents noires, les lèvres d'un bleu
perle, les mains tremblantes, les muscles sans
vigueur, le caractère sans énergie ni décision (2).»

« L'usage du tabac est inutile à l'immense   1850.
majorité des hommes et nuisible à la plupart ;
il abrége beaucoup la vie, il amène très souvent
à sa suite la paralysie des extrémités inférieures
et beaucoup d'accidents cérébraux ; il amène surtout avec lui la misère dans les pauvres ménages
et tous les vices que la misère enfante. Il n'y a pas
une pipe qui ne coûte cinq ou six mille francs à
l'homme de soixante ans qui l'a depuis sa jeunesse.
L'homme qui fume crache et pue. Les femmes
devraient mettre à leur ban tous les hommes qui,

(1) MOREL, *De l'aliénation mentale*, p. 213.
(2) *Traité d'hygiène publique et privée*, par Michel LÉVY,
2e édition, t. II, p. 378.

sans respect pour elles, se servent de tabac. »
Qui a dit cela ? c'est l'auteur d'un ouvrage estimé
conçu dans l'intention d'apprendre aux hommes
à vieillir (1).

1851. Sandras, dans son *Traité des maladies ner-*
reuses, s'exprime ainsi sur la question qui nous
occupe : « Une cause qui affaiblit plus souvent les
fonctions cérébrales est *l'abus des narcotiques*...
Depuis quelque temps surtout on abuse du tabac.
La manière dont on en use le rend moins dangereux que si on l'avalait en nature à doses simplement narcotiques ; mais consommé comme le
veut la mode, il ne laisse pas que d'avoir encore
un peu les résultats qui lui sont inhérents. Et
quand cet usage va jusqu'à l'excès, les effets narcotiques ne manquent pas, et, à la longue, altè-
rent et troublent les fonctions cérébrales. L'attention et la mémoire s'affaiblissent d'abord, puis,
le trouble s'aggravant par suite des mêmes excès,
se perdent tout à fait.

» Au commencement de ce désordre et d'une
manière progressive s'il continue, le jugement

(1) *De la vieillesse*, par S.-A. TURCK, médecin aux eaux de
Plombières. 2e édition, 1854.

s'altère ; de vagues images, des conceptions extravagantes traversent la pensée et la troublent. Les idées, les appréciations rationnelles n'ont plus la netteté qu'elles avaient auparavant ; les déductions ne se suivent plus avec le même enchaînement, la même sévérité ; les progrès du mal peuvent en venir jusqu'à une espèce d'hébétude, de stupidité, avec divagation intérieure, quelque chose d'analogue aux paralysies générales de la démence (1). »

L'auteur d'un article publié dans la *Revue médicale* (2), propose d'interdire aux débitants de vendre du tabac aux enfants comme on interdit aux cabaretiers de leur vendre du vin et de l'eau-de-vie. « On ne doit pas se dissimuler, dit-il, que l'extension par trop abusive que prend chez nous l'habitude de fumer exigerait qu'on y mît une limite en ce qui concerne les enfants. Si l'habitude de fumer n'est pas absolument malfaisante pour les adultes, ce qui d'ailleurs n'est nullement démontré, il est hors de doute qu'elle doit l'être pour de jeunes organisations. »

1855.

(1) *Traité des maladies nerveuses,* par SANDRAS, t. I, p. 630.
(2) Numéro de septembre, année 1855, p. 372.

1857.　　Voici maintenant l'opinion d'un médecin fumeur. « L'usage du tabac est un usage stupide (et je ne suis point suspect en parlant ainsi) que nul ne déplore plus vivement que ceux qui l'ont contracté. Le tabac n'offre réellement aucun véritable attrait; il est importun à tout le monde, aux fumeurs, aux priseurs eux-mêmes, comme à ceux qui ne fument et ne prisent pas. Il n'est pas démontré, en outre, que l'usage du tabac ne soit pas nuisible à ceux qui en font usage (1). »

1857.　　On lit dans le même ouvrage le jugement suivant dont la forme absolue n'échappera à personne : « J'ai souvent observé aux fumeurs un air ennuyé, un air blasé, une tendance habituelle à la *flânerie,* à l'oisiveté, à la mollesse, à l'apathie et même trop souvent à l'égoïsme, au sans-gêne, à la grossièreté.....

» Je crains bien, pour dire toute ma pensée, que le tabac ne soit, à l'intensité près, pour les peuples de l'occident ce qu'est l'opium pour les peuples orientaux, c'est-à-dire un symbole, un symp-

(1) Dr H. M., *Gazette des hôpitaux*, 1857, p. 217.

tôme alarmant, sinon une cause efficiente de décadence et de dégradation morale (1). »

De leur côté, MM. Littré et Robin pensent que   1858.
« l'usage du tabac ne répond à aucun besoin naturel : c'est une habitude, un plaisir tout factice, qui souvent se transforment en une source de gêne et de souffrance (2). »

« Cette plante, dit le professeur Bouisson,   1859.
cette plante dont les effets ne répondent à aucun besoin naturel, qui, dès les premiers essais, provoque des nausées, du dégoût et d'autres sensations désagréables, est devenue, par l'abus qu'en font les fumeurs, la cause la plus fréquente du cancer de la bouche (3). »

Dans son *Traité de pathologie générale,* M. Mon-   1861.
neret a consacré un passage à l'influence du tabac sur la santé de l'homme : « On n'est pas d'accord, dit-il, sur l'action qu'exerce la fumée du tabac. Les uns soutiennent qu'elle n'est pas nuisible, les autres lui attribuent avec juste

(1) E. N., *Gazette des hôpitaux,* 1857, p. 301-303.
(2) *Dict. de Nysten,* 11e édition.
(3) *Du cancer de la bouche chez les fumeurs,* 1859 ; par Bouisson, professeur à la Faculté de méd. de Montpellier.

raison, suivant nous, des effets funestes, tels que la torpeur des mouvements, la stupeur légère de l'intelligence qui ne cesse que par les stimulants et doit contribuer, pour une certaine part, au développement des névralgies faciales, de la lypémanie (folie triste), et surtout de la paralysie des membres inférieurs et de la paralysie progressive devenues plus fréquentes de nos jours. On ne peut pas nier que cet agent n'ait quelque influence sur les fonctions gastriques. Beaucoup de fumeurs sont atteints de dyspepsie et de gastralgie, après l'usage immodéré du tabac (1). »

1863.   M. Sichel, dont l'expérience n'est contestée par personne, dit « qu'il a acquis la conviction que peu d'hommes consomment pendant longtemps plus de 20 grammes de tabac à fumer par jour, sans que leur vision et souvent même leur mémoire s'affaiblissent (2). »

Et M. Mercier ajoute « que l'action dépressive du tabac est un fait trop peu connu et dont on ne tient pas, dans le diagnostic, un compte suffisant (3). »

(1) *Traité de pathologic générale*, par MONNERET, professeur à la Faculté de médecine de Paris, t. III, p. 941.
(2-3) *Union médicale*, n° 54, 1863, p. 236.

« Je vous applaudis fort, m'écrivait M. de Ker-   1864.
garadec, membre de l'Académie de médecine de
Paris, d'entreprendre un mémoire sur l'usage et
l'abus du tabac fumé : c'est une habitude à la fois
malpropre et malsaine, etc. »

La *Revue Britannique* contient sous la rubrique   1864.
Un fumeur de Boston, un article très favorable
au tabac ; cependant il repousse cette substance
pour les enfants, et conseille « à ces espérances
de l'avenir d'attendre, pour s'armer d'une pipe
ou s'orner d'un cigare, que la barbe leur soit
venue. »

Après avoir parlé de l'habitude de fumer répandue parmi les femmes des contrées orientales,
il ajoute : « Nous ne craignons nullement que ces
détails et ces exemples induisent jamais les
dames à fumer du tabac. Elles ont trop juste idée
de la valeur de leurs charmes pour tomber dans
ce vice qui les rendrait incontestablement moins
aimables (1). » C'est donc *un vice !*

Terminons par le témoignage d'un savant vul-
garisateur bien connu, M. Figuier. Son opinion

(1) *Revue britannique*, 1864.

mérite d'être connue, parce qu'elle résume toutes les autres. « Il n'y aurait, dit-il, qu'un seul moyen de couper le mal dans ses racines, ce serait de prêcher aux populations l'abstinence du tabac ; ce serait d'entreprendre une croisade, sinon contre l'usage, du moins contre l'abus de cette pernicieuse substance..... »

« Que les médecins attaquent hardiment et de front cette pernicieuse drogue ; et s'ils échouent dans une tentative entreprise en vue des seuls et purs intérêts des populations, ils auront du moins, dans leur conscience, la satisfaction de n'avoir rien négligé pour faire entendre à leurs semblables le langage de la science et la vérité (1). »

Toutes ces citations auxquelles j'aurais pu en ajouter beaucoup d'autres, si mes loisirs m'avaient permis d'étendre davantage mes recherches, obtiendront sans doute ma grâce devant les fumeurs jeunes et inexpérimentés qui m'auront condamné dès les premières pages de ce travail, et les disposeront sans doute à me continuer jusqu'à la fin une attention bienveillante et soutenue.

(1) *Année scientifique*, 1860, p. 354 et 356.

III

FAITS ET OBSERVATIONS.

Ainsi qu'on peut le voir d'après ce qui précède,
un des premiers résultats auxquels m'a conduit
cette étude sur le tabac est un ensemble de protestations qui, semblables à des sentinelles vigi-
lantes, jettent de distance en distance des avertissements désintéressés à ceux que le goût des
sensations extra-physiologiques, l'empire de la
mode et la contagion de l'exemple entraîneraient
dans des habitudes dont ils n'auraient pas calculé
les conséquences.

Mais, en matière scientifique, les témoignages sont insuffisants pour convaincre, et quelque estime que l'on professe pour leurs auteurs, les faits sont plus éloquents qu'eux. J'en citerai donc un certain nombre, et ce me sera d'autant plus facile qu'il est peu de médecins qui, dans le cours de leur carrière, n'aient eu occasion d'en recueillir quelques-uns, que j'en ai observé moi-même plusieurs, et que les annales de la science en sont riches. J'essaierai de former avec les uns et les autres un faisceau assez compact pour inspirer à la critique un doute salutaire, sinon une conviction absolue.

Il est un fait général qui n'échappe qu'à ceux qui ne veulent ni voir ni comprendre : c'est l'action que le tabac exerce sur l'appareil nerveux. C'est elle qui frappe le plus vivement l'attention, et je ne sais comment on pourrait expliquer sans elle certains phénomènes comme ceux que je vais citer.

Interrogez les fumeurs sur leurs premières impressions, examinez leurs premiers essais dans la pratique de la pipe et du cigare : presque tous ont

présenté ou présentent des vertiges, des étourdissements, des bourdonnements d'oreille, des maux
de tête, une sorte d'ivresse, des nausées, des
vomissements bilieux, de la pâleur du visage,
de la lenteur du pouls et de la prostration des
forces.

Ce sont là des congestions éphémères dont les
fumeurs et les ouvriers triomphent facilement, et
qui, dans tous les cas, sont sans gravité. Mais je
rencontre souvent des fumeurs qui se plaignent
d'avoir habituellement la tête lourde, embarrassée, douloureuse ; quelques-uns montrent de la
paresse dans l'intelligence et de la lenteur dans la
conception, et l'on en voit d'autres qui éprouvent
de véritables phénomènes paralytiques. Et il est
impossible d'en méconnaître la cause, quand on
les voit disparaître par la cessation du tabac et
se reproduire avec le retour de l'habitude.

L'observation suivante en offre un exemple remarquable à plus d'un titre.

« Un médecin, âgé de cinquante-deux ans, fumeur passionné au moment où l'observation a
été publiée, portait, depuis l'âge de trente ans, des
hémorrhoïdes qui saignaient abondamment par

périodes assez régulières et qui s'accompagnaient d'urticaire et d'accidents gastriques.

» Cinq ans après le début des hémorrhoïdes, il éprouve les symptômes suivants : pesanteur de tête avec sensation de vacuité, grand abattement, puis, plus ou moins subitement, tout tourne autour de lui, et il est obligé de se fixer à un objet ou mieux de se coucher sur le dos. On ne remarque aucun trouble ni dans les sens, ni dans l'intelligence, à l'exception d'une diminution dans l'énergie du caractère. Après l'accès qui ne dure ordinairement que trois minutes, mais qui se répète souvent plusieurs fois par jour, il reste un sentiment de faiblesse surtout dans les jambes, et la démarche devient tellement incertaine que le malade est obligé de donner le bras à quelqu'un ou de se tenir aux maisons. Cet état est surtout marqué le soir dans l'obscurité. Les accès cessent parfois pendant des semaines, mais ils sont devenus plus fréquents et plus intenses depuis l'année 1848, et ils reviennent parfois la nuit pendant le repos.

» Le malade les attribuait surtout aux hémorrhoïdes, quoique l'écoulement du sang les eût plutôt augmentés que diminués ; mais le Dr Ravoth eut l'idée d'attribuer la maladie au tabac, après avoir été témoin d'un accès venu après que le malade avait essayé plusieurs cigares forts.

D'après son conseil, le malade consentit à ne plus fumer, et dès ce moment il retrouva dans la marche une sûreté inusitée et les accès cessèrent. Malheureusement la vieille habitude était plus forte, et quelque temps après on crut pouvoir se permettre soit une petite pipe, soit un léger ci- gare ; mais immédiatement les prodromes de l'ancien mal survinrent. Vaincu enfin par cette expérience plusieurs fois répétée, le médecin malade renonça à sa funeste habitude, et depuis dix-huit mois il jouit de la meilleure santé (1). »

On connaît l'histoire rapportée dans le *Journal de Vandermonde* (2), d'un vigneron qui, pour ga- gner un pari, fuma vingt-cinq pipes de tabac dans un jour, au lieu de trois ou quatre qui étaient sa ration habituelle. Quelques heures après cette prouesse, cet homme fut pris d'étourdissements,

(1) Observat. rapportée par l'*Union méd.*, 1855, et extraite de *Allg. méd. central-zeil*, 1855, n° 72.

(2) Tom. VII, année 1757.

de vomissements violents et continuels, et il perdit connaissance. A la suite de cet accident, il conserva pendant dix-huit mois des maux de tête et des vertiges qui se manifestaient quelquefois avec une très grande violence.

Enfin l'hypérémie peut atteindre un degré incompatible avec la vie, ainsi que le prouve l'exemple rapporté par Neander (1), et celui qui vient de se produire récemment dans un chef-lieu de canton du département de la Manche (2). Il s'agit d'un jeune homme, âgé d'environ quatorze ans, qui, n'ayant pas l'habitude du tabac, eut l'idée d'en fumer pour apaiser un violent mal de dents. A peine avait-il terminé un paquet de quinze centimes, qu'il tomba sans connaissance et expira dans la soirée sans avoir repris l'usage des sens et de la parole.

Mérat et le Dr Hiffelseim ont connu des fumeurs enracinés, affectés de tremblements dans les membres. MM. Laycoock et Wright (3) ont vu, à la suite

(1) Ouvrage cité.
(2) A Duley, au mois de décembre 1853.
(2) *Sur les maladies résultant de l'abus du tabac et sur l'action physiologique de cette substance,* par MM. LAYCOOCK et

d'un usage immodéré, et même après un emploi plus modéré du tabac, chez des sujets médiocrement forts plusieurs sens devenir obtus, le caractère irritable, indécis, sans énergie, les muscles des mouvements volontaires perdre leur vigueur et les secrétions se dépraver.

D'autres observateurs en ont rencontré qui titubaient comme un homme ivre, qui étaient affectés de mouvements spasmodiques et convulsifs, qui présentaient des tics, etc. Ce sont là des symptômes isolés qui témoignent d'un trouble profond dans l'innervation cérébrale, mais qui ne permettent pas de nommer autrement la maladie et de la classer rigoureusement.

Il en est de même du fait suivant que j'ai observé sur un de mes clients.

Au mois de novembre 1854, M. P....., commis d'administration, vint me consulter pour une douleur qu'il portait à la jambe gauche, où il avait reçu un coup de pied trois mois auparavant. N'ayant constaté dans le trajet du membre ni

WRIGHT. London médical Gazette. nouv. série, t. III ; 1846. Traduit par M. GUÉRARD in Annales d'hygiène publique et de médecine légale, t. XXXVIII ; 1847.

ecchymoses, ni rougeur, ni gonflement, je me suis borné à conseiller un liniment calmant, et je perdis de vue mon malade qui, n'ayant pas été soulagé, avait consulté d'autres médecins.

Quand je le revis, quelques années après, la douleur était la même, et, en outre, M. P.... avait maigri, ses chairs étaient devenues flasques, il avait perdu presque totalement le sommeil. Il est devenu sujet à des bruits d'oreille, il perçoit difficilement les sons, et il lui est impossible de sentir une odeur quelconque sans souffrir un malaise inexprimable.

M. P..... est fumeur depuis l'âge de quatorze ans, et il consomme 125 grammes de tabac par semaine. Depuis quelque temps il a remarqué qu'après avoir fumé il éprouve des troubles gastriques, entre autres du malaise, de la tension dans cette région avec le sentiment d'une corde qui étreindrait la circonférence correspondante.

En présence d'un tel renseignement, le diagnostic était trouvé. M. P..... cessa de fumer, et dès lors il éprouva une amélioration croissante dans tous les symptômes de sa maladie. Pendant l'hiver de 1863, il a cédé à la tentation de fumer

un cigare, et immédiatement les symptômes gastriques ont reparu, mais une seule fois, attendu
que M. P...., averti par cette tentative malheu-
reuse, ne s'y est pas retrouvé. Au mois de septembre de la même année, comme il se trouvait
dans un café, un fumeur est venu s'asseoir auprès
de lui, et il a senti immédiatement un malaise si
pénible qu'il a dû se retirer. Depuis ce temps il a
renoncé complètement au tabac, et sa santé s'est
rétablie en partie, mais n'est jamais redevenue
vigoureuse comme autrefois.

Rapprochons de cette observation les faits non
moins intéressants publiés dans un journal alle-
mand par le Dr Siebol, et qui me semblent appar-
tenir à l'ataxie locomotrice.

1re OBSERVATION. « M. T...., avocat, âgé de
trente ans, d'une constitution athlétique, com-
mença à éprouver, en 1840, des symptômes spi-
naux qui ne se dissipèrent que dans l'été de 1845.
Il accusait dans différentes parties de la moelle
épinière des sensations accompagnées d'irradia-
tions et de phénomènes excentriques, variables
suivant la région du rachis qui en était le point de
départ Si la douleur répondait à la septième ver-

tèbre cervicale, il éprouvait une sensation d'engourdissement et de faiblesse dans les avant-bras
et les mains, une pression derrière la partie supérieure du sternum, de la disphagie et une toux
sèche et saccadée. Quand elle avait pour siége la
partie supérieure de la région dorsale, on n'ob-
servait aucun autre phénomène excentrique que
de violents battements de cœur. Si le point affecté
correspondait aux dernières vertèbres thora-
ciques, il survenait une pression à l'estomac, de
l'anorexie et même des vomissements. Les symptômes gastriques disparaissaient lorsque la sensation centrale gagnait la queue de cheval ; le malade se plaignait alors d'un spasme du sphincter
de l'anus, de pollutions nocturnes fréquentes, sui-
vies d'abattement, etc. Toute cette série de phénomènes présentait des rémissions et des exacerba-
tions. Quelquefois la moelle épinière était affectée
dans toute son étendue. Alors tous les symptômes
que nous venons de mentionner assaillaient en
même temps le malade, chez lequel il se manifestait
en outre un trouble de la motilité des extrémités
inférieures, non pas précisément une paralysie,
mais une certaine hésitation en marchant et en

montant les escaliers, et surtout une grande répu-
gnance à passer sur les pierres. L'exercice et le
mouvement lui donnaient le vertige, au point que
dans la rue il était souvent obligé de s'appuyer
contre les maisons. Quelquefois la douleur centrale remontait à l'hémisphère gauche du cerveau
et occasionnait une diplopie qui fatiguait beaucoup le malade.

» J'avoue qu'au début je m'attachai à l'idée
d'une hypérémie de la moelle épinière et d'une
méningite spinale chronique. Je commençai néanmoins à douter de la justesse de mon diagnostic,
quand je vis que les ventouses, les sangsues et les
purgatifs ne faisaient qu'aggraver le mal. Le quinquina ne fut point toléré Les préparations mar-
tiales, et surtout l'usage des eaux ferrugineuses
de Steben, parurent au contraire amener une
légère amélioration ; mais celle-ci ne fut que
momentanée. Enfin, en recherchant avec soin
toutes les circonstances anamnestiques qui pouvaient jeter du jour sur l'origine de cette singu-
lière affection, j'appris que M. T..... aimait pas-
sionément le cigare et qu'il en abusait. Ce fut
pour moi un trait de lumière. A ma sollicitation,

M. T..... eut assez d'empire sur lui-même pour réformer cette mauvaise habitude, et tous les accidents disparurent comme par enchantement; au bout d'un mois la guérison était complète. Le malade alla néanmoins, pour la consolider, passer quelques années aux eaux de Steben.

» M. T.... jouissait depuis lors d'une excellente santé, lorsque, pendant l'hiver de 1845, venant de dîner ensemble, il me demanda d'un air suppliant la permission de fumer. Je refusai, mais il ne tint aucun compte de mes avertissements. Il venait à peine d'achever son second cigare, que je le vis se lever et quitter la table avec précipitation ; je le suivis, et il m'avoua que toutes les sensations pénibles qu'il avait éprouvées autrefois venaient de l'assaillir de nouveau. L'indication était formelle. M. T..... renonça entièrement au cigare, fit usage pendant un mois de préparations ferrugineuses, et depuis cette époque sa santé a toujours été parfaite. »

2ᵉ Observation. « M..... voyait depuis quelques années ses forces décliner ; il était d'une maigreur extrême, mangeait peu, et ne trouvait quelque soulagement qu'en fumant de forts cigares. Il me consulta pour des douleurs abdominales très aiguës, qui se reproduisaient régulièrement tous les jours dans l'après-midi, se prolongeaient pendant plusieurs heures et ne cessaient que dans la nuit. J'employai sans succès les évacuants, puis la morphine. Pressé par mes questions, il m'avoua que depuis plusieurs années il éprouvait un tremblement de membres, de la faiblesse aux extrémités, des battements de cœur, quelquefois des vomissements ; mais que depuis quelques mois le mal s'était fixé sur la partie lombaire de la colonne vertébrale, où il déterminait une sensation pénible, que M..... comparait à celle d'une vapeur ou d'un souffle. A dater de ce moment, la douleur abdominale était devenue quotidienne ; elle avait débuté dans le voisinage de l'ombilic, avait envahi plus tard tout l'abdomen et s'était enfin concentrée dans la région des lombes. C'était une douleur insupportable, déchirante et contusive à la fois, sans vomissements ni dérangement des selles, et qui disparaissait complètement la nuit. Sans en demander davantage au malade, je lui fis promettre de s'abstenir du cigare pendant un mois. Il suivit mon conseil et

tous les symptômes se dissipèrent ; mais, au bout
de quatre semaines, il me déclara qu'il aimait
mieux souffrir de nouveau que de se passer de
fumer. Il reprit sa pernicieuse habitude, et les
douleurs se reproduisirent avec toute leur intensité (1). »

On lit dans une *Histoire des plantes* (2), que le
trop grand usage du tabac « dessèche le cerveau
et menace de folie ; » et les nombreuses observations d'empoisonnement publiées dans les revues et les journeaux de médecine, prouvent
qu'en effet le tabac peut quelquefois porter at-
teinte à la raison.

M. le Dr Turck a publié, il y a déjà plusieurs
années, l'observation fort intéressante d'un
homme du Valdajol devenu fou par l'abus de la
pipe, et qui a été guéri par une circonstance for-
tuite qui a diminué sa consommation de tabac.

En voici une autre de lypémanie toute simple,

(1) Extrait du *Diagn. der Krankheiten des unterleibes*, cité
par M. le Dr NOIROT, dans l'*Annuaire de littérature médicale
étrangère*, ann. 1857.

(2) *Hist. des plantes de l'Europe*, rangée suivant l'ordre du
Pinax, déjà cité.

sans complication, réduite à sa plus simple expression et due évidemment a l'usage du cigare.

Un homme de quarante-cinq ans, caissier d'une maison de banque, d'un tempérament lymphatique, d'une grande sobriété, très régulier dans sa conduite, ne s'étant livré à aucun excès et n'ayant aucun antécédent fâcheux dans sa santé, est chargé, en septembre 1862, de porter à Paris des papiers d'une valeur considérable.

Pendant le voyage, il réfléchit au danger auquel il serait exposé si, se trouvant avec des malfaiteurs, ceux-ci venaient à découvrir l'importance du portefeuille caché sur sa poitrine. Cette idée dès lors ne le quitte plus ; elle s'impose à son esprit, acquiert de la consistance et finit par prendre l'apparence de la réalité. Il termine sa mission avec la plus grande exactitude, et reprend immédiatement le chemin de fer pour rentrer dans sa famille. Il y rentre en effet, mais triste, préoccupé, soucieux, défiant, et toujours obsédé par la même idée devenue fixe désormais. Pressé de questions par sa femme, il finit par lui avouer l'état de son esprit et les causes imaginaires qui l'ont provoqué.

Il cherche des distractions dans son travail favori, dans la promenade ; on l'entoure de soins et de caresses, mais tout est inutile. Les mêmes pensées le poursuivent partout ; toujours replié sur lui-même, il voit partout des voleurs et le danger d'être dévalisé. Quand on cause avec lui, il reconnaît que ses idées sont fausses et qu'il n'a que des hallucinations sans consistance ; mais il en est devenu l'esclave et rien ne peut le distraire. D'ailleurs sa tête est lourde, et quand il veut travailler, il en souffre. Il a perdu l'appétit et le ventre est devenu paresseux.

Je prescris des ventouses scarifiées à la nuque, puis des ventouses sèches répétées à la même région et derrière le dos, des purgatifs, la suspension du travail et de longues promenades. Après deux ou trois semaines de traitement, M. C..... est enfin délivré de son obsession, et sa santé ne laissant plus rien à désirer, il reprend son travail et ses habitudes.

Mais parmi celles-ci, il en est une que j'ignorais. M. C..... fume, modérément il est vrai, mais il fume, et le goût du tabac lui ayant passé pendant sa maladie, il n'en avait pas été question. Puis le goût lui étant revenu avec la santé, il avait tout naturellement repris le cigare.

Ce détail ne me fut communiqué que quelques mois après. M. C..... venait de suspendre son travail : son caractère devenait triste, préoccupé. Il se plaignait de douleurs de tête et recommençait à parler de son voyage à Paris, et des dangers qu'il avait courus. Evidemment il se retrouvait sur la pente qui mène à la folie, et il était rationnel d'en accuser le tabac. Aussi ma première prescription fut-elle la suppression totale et définitive de la pipe et du cigare : j'y ajoutai une application de ventouses sèches et un purgatif.

Cet accident n'eut pas de suite ; il a un an de date, et depuis ce jour M. C..... a joui de la meilleure santé ; mais il a renoncé complètement au tabac.

J'ai rapporté plus haut l'observation d'un de mes malades qui, entre autres phénomènes, a présenté des troubles remarquables des sens olfactifs et auditifs. Le sens de la vue est quelquefois affecté seul sous l'influence du tabac. *A priori,* le fait n'a rien de surprenant ; l'action des solanées sur l'appareil de la vision est bien connue, et chacun sait que la belladone, l'une d'elles, prise à certaines doses, produit la cécité par insensibilité de la retine.

Un médecin anglais, le Dr Woodsworth, en a publié (1) trois cas, dont voici le résumé :

« Un employé du chemin de fer fumait toute la journée. Il ne tarda pas à remarquer que sa vue baissait, et bientôt il devint incapable de remplir ses devoirs. »

« Un clerc de vingt-un ans s'est mis à fumer, il y a quelques années. Ayant augmenté sa ration de tabac de deux à trois pipes par jour, il en est arrivé à consommer une livre et une livre et demie par semaine. Sa vue baisse progressivement, et il ne peut plus lire que des caractères de 6 à 7 millimètres (2). »

« Un boucher (3), âgé de vingt-huit ans, se présenta à London-Royal, ophthalmic hospital,

(1) In *Dublin méd. press. et Compte-rendu de la Société médicale d'émulation*; avril 1863.

(2) L'analyse de ces deux observations est extraite de l'*Union médicale*, t. XIX, ann. 1863.

(3) L'analyse de cette observation est extraite du *Bulletin de thérapeutique*, t. LXIV, ann. 1863.

le 25 mars dernier. Cet homme, fort et robuste, ayant toutes les apparences de la santé, déclarait ne s'être jamais adonné avec excès aux boissons alcooliques et n'avoir pas été atteint de syphilis; ses occupations n'étaient pas de celles qui peuvent causer une fatigue de la vue. Depuis huit ou neuf ans il s'était mis à fumer; peu à peu il avait fumé de plus en plus, et actuellement il en était arrivé à consommer journellement 15 grammes de très fort tabac. Sa santé générale n'avait pas paru affectée par cet excès; mais depuis neuf mois sa vue avait commencé à s'affaiblir et s'était altérée de plus en plus. Il peut à peine lire de l'œil gauche le caractère n° 18 (canon), et du droit le n° 16 (gros romain de deux lignes); les objets volumineux éloignés ne sont également vus qu'indistinctement. Les deux pupilles sont largement dilatées, et les iris se contractent lentement et d'une manière imparfaite. A l'examen ophthalmoscopique, des deux côtés, le disque du nerf optique est en partie atrophié : la moitié interne de chacun est blanche, et la moitié externe rouge et hypérémiée. »

Quelques mois avant cette publication, M. Si-

chel avait entretenu la société médico-pratique
de Paris (1) de deux espèces peu connues d'a-
maurose cérébrale, causées, l'une par l'abus des
liqueurs spiritueuses, l'autre par l'abus du tabac
à fumer, et dans certains cas par la combinaison
de ces deux ordres de causes. L'observation suivante que cet habile oculiste a présentée à la société médico-pratique offre un exemple remarquable de l'influence de cette double cause : elle
mérite de trouver ici sa place.

« Un fermier, d'une quarantaine d'années,
homme robuste et sanguin, vint me voir le
15 décembre 1862, se plaignant d'éprouver,
depuis six mois environ, un affaiblissement et
un raccourcissement notables de sa vision autrefois très bonne et très longue. Il ne pouvait plus
lire de l'œil droit que le caractère 11 de l'échelle
de Jæger, et de l'œil gauche que le caractère 13.
Deux circonstances me frappèrent de prime
abord : l'absence de symptômes bien prononcés
de congestion cérébrale et de phénomènes oph-
thalmoscopiques positifs (l'ophthalmoscope ne

(1) Séance du 23 février 1863.

faisait guère reconnaître que de la presbyopie), et
une odeur alcoolique, comme si le malade avait
pris du vin ou des spiritueux, malgré l'heure très
matinale. Il niait opiniâtrément l'usage des alcooliques et n'accusait qu'une petite quantité de vin
pur, mais il avouait franchement qu'il fumait
beaucoup. En même temps il accusait un tremblement des mains et des vomissements de ma-
tières muqueuses, amères et aigres, survenant le
matin à jeun. Sans tenir compte de ses dénéga-
tions, je lui déclarai d'une manière très catégo-
rique qu'il devait renoncer, soit aux alcooliques
et au tabac, soit à la vue ; ou du moins réduire
notablement la quantité des spiritueux et du tabac
à fumer et suivre un traitement. Grâce à cette
énergique intimidation, il réforma toute sa manière de vivre et revint me voir, le 3 février, avec
une amélioration très considérable sous tous les
rapports. L'œil gauche lisait couramment le caractère 8 de Jæger et presque le caractère 7, l'œil
droit le caractère 7 et presque le 6. Les tremblements des mains et les vomissements du matin
avaient cessé complètement. Il avait scrupuleu-
sement suivi mes prescriptions que je lui con-

seillai de suivre encore, avec quelques modifications. »

Un membre de la société ayant fait remarquer
qu'en présence de deux agents invoqués en même
temps comme cause de l'amaurose, il était difficile d'apprécier exactement la part qui revient à
chacun d'eux dans la détermination de cette maladie. M. Sichel a cité le cas d'un homme d'une
quarantaine d'années, devenu complètement
aveugle par le seul abus du tabac, et dont l'a-
maurose, rebelle aux autres traitements, a été
complètement et radicalement guérie sous sa direction, par un traitement antiphlogistique et
dérivatif très modéré, et par la cessation de l'abus
du tabac.

Puis il a ajouté : « Les cas de cette catégorie
sont beaucoup moins rares qu'on ne pense. Je
n'en ai point vu où l'on eût pu attribuer l'action
fâcheuse du tabac à une idiosyncrasie, à l'inex-
périence du fumeur, à son manque de méthode
ou à l'habitude d'avaler la fumée, à la sputation
fréquente ou à la dyspepsie et au marasme consécutifs. Mes observations s'adressent toujours à
des fumeurs expérimentés, se livrant depuis long-

temps à leur habitude et n'en éprouvant aucun autre mauvais effet. Souvent ce sont des hommes bien constitués, robustes et sanguins. On ne peut chez eux constater aucune autre maladie que l'affaiblissement de la mémoire, quelquefois un certain degré d'hébêtement général, consécutifs à l'action stupéfiante de la fumée du tabac. S'il y a beaucoup de fumeurs qui résistent longtemps à cette action, c'est qu'il en est de même de l'action de tous les narcotiques, de l'opium, par exemple, dont des doses énormes sont quelquefois supportées, sans mauvais effet apparent, par ceux qui s'y habituent lentement. »

En juin dernier, un homme âgé de cinquante ans est venu me consulter pour une amblyopie si avancée que, pouvant lire le titre de l'*Union médicale,* il ne peut distinguer le sous-titre de ce journal. Il est vigneron, et n'a été soumis à aucune cause capable de produire cette maladie ; mais il est grand fumeur, et ce qui m'autorise à accuser le tabac, c'est que depuis quelques mois, chaque fois qu'il fume, il éprouve une sensation de sécheresse, d'ardeur et de malaise à la gorge, et qu'il se plaint d'une grande difficulté à avaler. L'absti-

nence du tabac fait partie de mon ordonnance ;
reste à voir ce que l'avenir réserve à ce malade.

Le tabac exerce sur les voies respiratoires une
action aussi réelle que celle dont il est impossible
de méconnaître l'évidence sur le système nerveux. Il n'est pas rare de rencontrer des fumeurs
dont la voix baisse de ton et devient rauque ;
quelques-uns éprouvent, au niveau du larynx et
de la trachée-artère, un léger chatouillement qui
provoque de la toux. Dans une séance de la société médico-pratique de Paris, M. Mercier rapporte le cas d'un homme athlétique, affecté de
toux sèche et de purpura, qui ne cédèrent qu'a-
près plus d'un an, lorsque le malade consentit à
renoncer à l'usage du tabac à fumer (1).

L'*Abeille médicale* cite l'observation d'un jeune
officier d'un tempérament nervoso-lymphatique,
en proie à un asthme essentiel qu'on ne put rapporter à aucune autre cause, si ce n'est l'habitude
qu'il avait contractée de fumer beaucoup. Il con-
sommait jusqu'à sept pipes de tabac avant son
déjeuner. Après trois semaines d'un traitement

(1) *Union médicale*, 5 mai 1853, t. XVIII de la 2e sér., p. 230.

qui consistait dans un régime doux, l'usage de tisane de valériane, l'exercice au grand air, la réduction et même la cessation du tabac, on pouvait constater une guérison complète. Mais le malade avait renoncé définitivement au tabac (1).

Un homme d'environ trente ans, d'un tempérament sanguin, me consulta au mois de septembre 1863. Depuis plusieurs années, il éprouve journellement des douleurs de tête, et quand il se baisse ou qu'après être resté accoudé à sa fenétre il se redresse, il éprouve à la base de la poitrine des douleurs qui s'étendent en forme de ceinture et qui sont assez vives pour lui arracher une plainte. En même temps il accuse une gêne très prononcée de la respiration.

D'où vient cette douleur et à quelle lésion la rattacher? L'auscultation ne révèle aucun désordre ni au cœur, ni aux poumons; comme beaucoup de fumeurs, M..... est dispeptique, mais il consomme par jour, en moyenne, vingt grammes de tabac à fumer et trois cigares ordinaires.

(1) *Abeille médicale*, t. III ; 1846.

Quoi qu'il en soit, je lui ai conseillé de réformer son habitude ou de diminuer au moins beaucoup sa consommation de tabac. C'est ce dernier parti qu'il a pris, et les accidents sont devenus plus rares et moins intenses. J'ai lieu de croire que s'il avait rompu complètement avec la pipe et le cigare, il serait complètement guéri. Quand on ne prend que des demi-mesures, on n'a que des demi-résultats.

Entre les douleurs de poitrine et le trouble respiratoire que m'a présentés ce malade, entre l'asthme du jeune officier dont je parlais tout à l'heure et l'angine de poitrine, la distance n'est pas grande, et cette distance est quelquefois franchie.

M. Savalle, dans un travail présenté en 1861 à l'Académie de médecine pour le concours Civrieux, a signalé l'angine de poitrine parmi les maladies auxquelles l'usage abusif du tabac peut donner lieu ; mais c'est M. Beau, médecin de l'Hôpital de la Charité, qui a le mérite d'avoir appelé tout particulièrement l'attention du corps médical sur ce sujet si intéressant.

Dans un mémoire présenté à l'Académie des

sciences (1), où il résume le tableau de l'angine de poitrine, il dit : « Les causes en sont multiples ; je viens en signaler une dont il n'a pas encore été question : c'est l'usage ou plutôt l'abus du tabac à fumer. Voici les faits qui démontrent ce point d'étiologie. » Et il cite huit observations dont voici le résumé.

1re Observation. Un rentier d'une soixantaine d'années, qui passe la plus grande partie de la journée à fumer, éprouve pendant un mois et pendant la nuit des symptômes d'angine de poitrine. Il cesse de fumer, et les attaques nocturnes disparaissent complètement en même temps que les fonctions digestives deviennent meilleures. Après trois mois d'interruption, il revient à l'usage du tabac et les attaques se montrent de nouveau. Puis il le quitte définitivement et la santé se rétablit parfaitement.

2e Observation. Un médecin âgé de cinquante ans se trouvait dans le même cas, mais il ne fumait que des cigares. Ses attaques revenaient indistinctement soit le jour, soit la nuit. Il quitta le

_____
(1) Séance du 9 juin 1862.

tabac et le mal disparut. Un jour, se trouvant fortuitement dans une réunion de fumeurs sans fumer lui-même, il ne put s'empêcher de respirer un air chargé de tabac, et la nuit suivante il lui survint une attaque.

3e OBSERVATION. Un médecin, âgé de trente-cinq ans, fume continuellement des cigarettes. Depuis longtemps il est sans appétit et il mange fort peu. Un matin, tout à coup et pendant qu'il fumait, il éprouve une attaque d'angine de poitrine qui dure une demi-heure. M. Beau, consulté, lui conseille de renoncer au tabac et lui recommande de lui écrire si l'attaque revient. M. Beau n'a plus entendu parler de ce malade.

4e OBSERVATION. Un Espagnol, âgé de trente ans, fumait continuellement la cigarette. Son appétit est nul et ses digestions laborieuses. Un soir, pendant qu'il fumait, il éprouve tout à coup une attaque caractérisée par des douleurs dans la poitrine, qui lui semble serrée comme dans un étau; cette douleur s'irradie dans les membres supérieurs, et elle ne permet ni de marcher ni de parler; son pouls est insensible. Ce malade consent à fumer beaucoup moins, et ses attaques ont disparu.

5ᵉ Observation. Un médecin qui a renoncé au
tabac pour des raisons analogues, ressentait les
souffrances de l'angine de poitrine à l'époque
où il fumait : depuis qu'il ne fume plus, il en est
complètement débarrassé.

6ᵉ Observation. Un négociant qui depuis quinze
à vingt ans est affecté de dyspepsie, attribuée à
l'usage immodéré de la cigarette, se met à fumer
plus que jamais. Depuis deux mois il éprouve des
attaques nocturnes d'angine de poitrine.

7ᵉ et 8ᵉ observations. Elles se rapportent à
deux hommes qui fumaient beaucoup et qui ont
succombé à une attaque d'angine de poitrine.

Tous ces faits concernent des fumeurs : nous
en citerons quelques autres qui porteraient à
croire que l'abus du tabac prisé peut quelquefois exercer une influence analogue. L'auteur,
dont je viens de résumer le travail, a publié, dans
l'*Union médicale* (1), un exemple remarquable
d'angine de poitrine produit par cette cause. Il
est assez intéressant pour trouver ici sa place.

Il s'agit d'un homme de vingt-neuf ans, chauf-

(1) 1863, 19ᵉ vol., 2ᵉ série, p. 457.

feur dans une usine, qui, pendant une certaine nuit et étant probablement sous l'influence des boissons alcooliques, était allé s'étendre sur l'herbe fraîche où il avait dormi pendant environ deux heures d'un profond sommeil. « Le lendemain il était chez lui, en train de chanter, quand il fut pris brusquement d'une attaque qui s'est répétée un très grand nombre de fois depuis ce temps. Elle est caractérisée par une douleur vive à la région précordiale, laquelle douleur s'irradie dans l'épaule gauche. Cette douleur s'accompagne d'une oppression avec tendance à la défaillance. Il y a en même temps pâleur de la face, petitesse du pouls et trouble de la vue. Le malade dit avoir ressenti dans les jambes une faiblesse telle, qu'il fut obligé de s'asseoir pour ne pas tomber. Cette attaque d'oppression et de douleur précordiale dura environ cinq à six minutes, au bout desquelles tout rentra dans l'ordre.

« Depuis l'époque où cette collection de symptômes s'est montrée pour la première fois, elle s'est répétée environ deux ou trois fois par semaine, et depuis un mois environ elle apparaît presque tous les jours. Le malade est effrayé de

l'intensité et de la répétition de ces attaques, auxquelles il lui paraît difficile de résister plus longtemps. La moindre émotion, la moindre fatigue,
le moindre exercice musculaire reproduisent l'attaque. »

Le cœur ausculté et percuté ne présente rien
d'anormal, seulement le malade a assez souvent
des palpitations dans l'intervalle des attaques
d'angine. En outre, ce malade est affecté de dyspepsie, de pharyngo-laryngite granuleuse, et il
est frappé d'analgésie sur toute l'étendue de la
peau.

Le malade ne fumant pas, M. Beau rattache
l'angine de poitrine à une influence rhumatismale
contractée pendant le sommeil sur l'herbe fraîche,
ou met la dyspepsie et la pharyngite granulée sur
le compte des excès alcooliques.

« Deux ou trois jours après son entrée à l'hôpital, où il avait eu déjà une attaque très vive,
on remarque dans le crachoir du malade un liquide brunâtre qui ressemble à de la salive co-
lorée par du tabac mâché. C'est alors que le malade
avoue qu'il prise pour deux sous de tabac par
jour, que le tabac lui tombe très facilement dans

la gorge et excite les mouvements de toux et d'expuition à l'aide desquels il rend le liquide brunâtre du crachoir. »

Croyant avoir trouvé la cause du mal, on conseille au malade de cesser l'usage du tabac. Celui-ci se soumet sans réserve, et plus d'un mois après la cessation de cette habitude, le rédacteur de cette observation la terminait ainsi : « Depuis qu'il a cessé le tabac, le malade n'a eu qu'une seule attaque très légère d'angine. Son teint est meilleur ; il a pris un peu d'embonpoint. Il n'a plus de palpitations ; son analgésie a diminué beaucoup. La pharyngite granuleuse, qui existe toujours, a néanmoins diminué beaucoup d'intensité. »

Pour que l'angine de poitrine se montre chez les personnes qui usent du tabac, M. Beau pense qu'il faut une réunion de circonstances qui ne se rencontrent que rarement : 1° l'usage excessif du tabac ; 2° une susceptibilité particulière de l'individu ; 3° des causes débilitantes, telles que des chagrins, des fatigues, l'affaiblissement des fonctions organiques, etc., qui, empêchant l'expulsion du principe toxique du tabac, en permettent l'accumulation à un degré tel que la nicotine se trouve assez abondante pour produire une action funeste sur le cœur.

Les conclusions qu'on doit tirer de ces faits sont confirmées par les expériences de M. Claude Bernard sur la nicotine. En effet, en introduisant une certaine quantité de cette substance pure dans le corps de certains animaux, ce savant a donné lieu à des phénomènes mortels semblables aux symptômes de l'angine de poitrine. M. Samuel Wright, que j'ai déjà cité, est arrivé au même résultat; et ce qui prouve à quel point le cœur subissait l'influence du poison, c'est qu'après la mort des victimes il trouvait le cœur pâle, mou, d'un volume moindre qu'à l'état normal, et le sang, dépourvu de fibrine et surtout pauvre en globules rouges, conservait toujours sa fluidité.

M. le D^r Em. Decaisne, médecin dans le département de l'Oise, a présenté, en mai 1864, à l'Académie des sciences, un mémoire sur *les intermittences du cœur et du pouls par suite de l'abus du tabac à fumer*, présentées par vingt-un fumeurs incorrigibles sur quatre-vingt-huit soumis à son observation. Il termine ainsi son mémoire :

« Si l'on considère, 1° qu'aucun des sujets soumis à mon observation n'était atteint d'une lésion
organique du cœur ; 2° que la plupart d'entre eux
n'étaient pas dans des conditions de santé qui fa-
vorisent la production des intermittences des
battements du cœur ; 3° et surtout qu'il a suffi,
chez *neuf* d'entre eux, de supprimer l'usage du
tabac pour voir revenir le cœur à son rhythme
normal, peut-être ne trouvera-t-on pas trop har-
dies et trop prématurées les conclusions suivantes :

» 1° L'abus du tabac à fumer peut produire sur
certains sujets un état que j'appellerai narcotisme
du cœur, et qui se traduit par des intermittences
dans les battements de cet organe et dans les pul-
sations de l'artère radiale ; 2° il suffit, dans certains cas, de suspendre ou, du moins, de réduire
l'usage du tabac à fumer, pour voir disparaître
entièrement ou diminuer l'irrégularité dans les
fonctions du cœur (1). »

De même que le tabac exerce une influence sur
les fonctions d'innervation, de respiration, de cir-

(1) *Gazette hebdomadaire de médecine et de chirurgie*, 10 juin
1864, p. 396.

culation, et y détermine quelquefois les désordres graves dont j'ai rapporté des exemples, de même il peut altérer les fonctions digestives et faire naître des maladies plus ou moins compromettantes.

Passons sur l'haleine infecte des fumeurs enracinés, sur la malpropreté de leur bouche, sur la couleur de leurs dents, sur le gonflement et le ramollissement de leurs gencives, sur la perte du goût, et d'autres inconvénients qu'ils subissent pour la plupart. Il est des phénomènes plus importants que ceux-là, et c'est sur eux que je veux appeler un instant l'attention.

Il est un fait vrai qu'on cite en faveur du tabac, et qui, mieux interprété, prouve au contraire l'action nuisible de cette plante sur les fonctions digestives. On dit que le tabac calme le sentiment de la faim et qu'avec lui le travailleur peut se nourrir avec une quantité moindre d'aliments. Suivant Ramazzini, des voyageurs ont assuré qu'en mâchant ou fumant du tabac, ils pouvaient faire beaucoup de chemin sans être pressés par la faim. Guillaume Pison, voyageant dans des lieux déserts, ne ressentait ni lassitude ni faim après avoir mâché du tabac. Magnenus rapporte l'histoire d'un soldat

qui, pendant une semaine, supporta les plus
grandes fatigues au siége de Valence, en 1636,
sans prendre de nourriture et seulement en mâchant du tabac (1). Mais ce qu'on ne dit pas, c'est
le temps pendant lequel ce phénomène aurait pu
durer. Et d'ailleurs ces faits ont-ils été observés et
reproduits avec une exactitude bien rigoureuse?

Oui, le tabac diminue la faim, mais il le fait
comme l'abus des alcooliques, comme l'inges-
tion des médicaments actifs, comme un embar-
ras gastrique, comme un accès de fièvre, comme
une maladie quelconque, enfin, parce que, dans
toutes ces circonstances, l'estomac, sympathique
à tous les événements anormaux, qui se passent
au sein de l'économie, se trouble et devient malade. Le tabac amortit donc le sentiment de la
faim en altérant la santé, et non en tenant lieu de
subsistance. C'est la même opinion qu'exprime
Van Helmont, quand il dit qu'il apaise la faim,
non en la satisfaisant, mais en détruisant cette
sensation et en diminuant l'activité des autres
fonctions.

(1) *De tabaco*, authore Joanne-Chrysostomo MAGNENO, Bur-
gundo Luxioviense patritio, philosopho, medico, etc. 1658.

Comment d'ailleurs en serait-il autrement avec
l'état congestif de la muqueuse buccale, pharyn-
gienne et probablement stomacale, ainsi que
semblent en témoigner le malaise épigastrique et
les nausées dont les fumeurs se plaignent si souvent? Suivant plusieurs médecins et particulièrement M. le professeur Bouisson, de Montpellier,
beaucoup d'angines érythémateuses ou granu-
leuses, dont on recherche inutilement le mode
producteur, n'ont pas d'autre cause, et ce qui le
prouve, c'est que si les malades cessent de fumer,
le mal cesse bientôt après.

La nutrition peut encore être troublée, non
plus par l'action directe que le tabac exerce, soit
sur la muqueuse digestive, soit sur le système
nerveux qui préside à la digestion, mais par le
surcroît de travail que le tabac fumé ou mâché
impose aux glandes salivaires, et par la dépense
exagérée de salive qui en est la conséquence.
C'est là un fait qui est beaucoup trop négligé et
auquel les fumeurs d'un tempérament sec, bilieux
et nerveux, devraient surtout faire attention. Il est
vrai que les inconvénients de cette déperdition,
au lieu d'aboutir à un état morbide défini, se

confondent le plus souvent avec cet état vague de
malaise, de faiblesse, de souffrances qu'on ne
peut rattacher à rien, et qui forme comme un
trait d'union qui rapproche la santé de la maladie et qui tend à les confondre. Toujours est-il
qu'il faut que les médecins soient convaincus de
la réalité de cette cause, afin que, la connaissant,
ils puissent, dans l'occasion, la découvrir et la
combattre. En voici un exemple remarquable :

Un militaire retiré du service, âgé de trente-
sept ans, était tombé insensiblement dans la con-
somption sans autre affection antécédente et con-
comitante que de l'anorexie et de la dyspepsie,
depuis qu'il avait quitté son régiment. Après
l'avoir soumis sans succès aux apéritifs, aux to-
niques et aux stomachiques, le Dʳ Roques apprit
qu'il faisait grand usage de tabac à fumer et qu'il
en éprouvait une salivation abondante. Le tabac
avait en effet déterminé une sorte de fluxion habituelle vers les glandes salivaires, d'où dépen-
daient le ptyalisme et l'abolition presque totale
des fonctions digestives, et consécutivement la faiblesse et le marasme dans lesquels il était réduit.
Le médecin exigea de son malade, qu'au lieu de

fumer une trentaine de pipes, il en réduisît la consommation à six par jour, puis il arriva peu à peu à n'en permettre qu'une matin et soir, et enfin à supprimer totalement le tabac.

Le malade fut docile : aussi ce régime, aidé de pédiluves sinapisés, de purgatifs et d'une alimentation reconfortante, amena une entière guérison au bout de trois mois (1).

Un des effets les plus fâcheux, les plus apparents et les moins contestés de l'habitude du tabac, consiste dans une forme particulière de cancer qu'il n'est pas rare d'observer chez les fumeurs. Cette dégénérescence peut' se montrer sur tous les points de la cavité buccale : les joues, les gencives, le voile du palais, les amygdales même, et enfin la langue, dont je pourrais citer deux cas terminés par la mort sur deux fumeurs bien soigneux de leur personne, d'une bonne constitution et à un âge peu avancé. Mais c'est surtout au pourtour de la bouche et particulièrement à la lèvre inférieure qu'il est le plus habituel de le rencontrer.

(1) *Mémoires de médec. et de chirurgie pratique*, t. V, p. 188.

M. Bouisson, professeur à la faculté de médecine de Montpellier, dans un travail fort intéressant qu'il a publié sur ce sujet, en 1859, prétend
qu'avant notre époque le cancer des lèvres était
assez rare, et que son apparition a coïncidé et
s'est proportionnellement accrue avec le développement qu'a pris en France depuis 1830 la consommation du tabac. Pour son compte, en quinze
ans, de 1845 à 1859, il en a opéré à l'hôpital
Saint-Eloi soixante-huit cas, dont quarante-trois
à la lèvre inférieure.

Suivant ce savant chirurgien, le cancer se développe d'autant plus facilement que l'habitude
est plus invétérée ; aussi le plus grand nombre
de ses malades avait dépassé l'âge de quarante ans.
Il est vrai que l'usage d'une pipe à tube court
(brûle-gueule), et l'irritation que son contact direct et sa chaleur immédiate entretiennent à l'ouverture de la bouche, peuvent être considérés
comme une des causes du cancer. En effet, si
l'on examine l'état des arcades dentaires inférieures, on constate chez les vieux fumeurs une
dépression, une usure véritable sur le bord des
dents qui correspond à l'altération organique de

la lèvre ; mais ce fait n'exonère pas le tabac lui-
même de toute influence ; et ce qui prouve qu'il
peut par lui-même amener un résultat analogue,
c'est que le cancer labial s'observe sur des fumeurs de cigare, et qu'il se montre également,
ainsi que je l'ai déjà dit précédemment, sur des
points plus ou moins éloignés de l'orifice buccal.
M. Bouisson a opéré un médecin de Barcelone,
atteint de végétations épithéliales des narines,
que le malade n'hésitait pas à attribuer à cette
frivole habitude, si répandue chez les Espagnols,
de lancer par le nez la fumée de la cigarette.

Quoi qu'il en soit, la maladie « débute ordinairement par une gerçure du bord de la lèvre inférieure ou par une excroissance en forme de ver-
rue. Puis enfin la production morbide s'étend,
s'endurcit, et après diverses altérations succes-
sives, finit par s'ulcérer. La tumeur prend alors
les caractères propres à cette variété du cancer
que l'on appelle cancroïde (1). »

(1) Louis FIGUIER, *Année scientifique*, 1860, p. 346.

Il résulte de tous les faits précédents que l'usage abusif du tabac peut agir comme cause, soit prédisposante, soit déterminante d'un certain nombre de maladies, et qu'aucun appareil n'est à l'abri de sa nuisible influence. Avec un peu moins de sévérité dans le choix des matériaux qui m'ont servi à composer ce travail, j'aurais pu facilement multiplier ces observations et rapporter des exemples de gastralgie, d'anaphrodisie, de glycosurie survenus chez de vieux fumeurs, qui ont trop abusé du tabac pour l'avoir fait impunément; mais les conditions propres à asseoir mon jugement peuvent être insuffisantes pour entraîner des convictions plus réfractaires, et si j'en ai dit assez pour fixer désormais l'attention de mes confrères, mon but est atteint : je ne désire pas davantage aujourd'hui. L'avenir fera le reste.

IV

ARGUMENTATION.

Du tabac considéré chez les priseurs.

—   —   comme masticatoire.

—   —   chez les fumeurs.

Pour appuyer les propositions que j'ai formulées en tête de ce mémoire, j'ai consulté l'opinion d'un grand nombre de médecins éclairés, dont plusieurs, nos contemporains, font autorité dans la science , et j'ai invoqué le témoignage de faits authentiques presque tous constatés dans les trente

dernières années. Il semblerait après cela qu'il ne
me reste plus qu'à prendre mes conclusions et à
clore mon travail. Mais j'aurai des lecteurs imbu
de préventions, insatiables de controverse, c. q·
trouvent volontiers des arguments plausibles po·
leur esprit rétif.

De ceux-là j'en rencontre qui m'objectent que
mes observations, qui d'ailleurs ne concernent
que l'abus, n'ont sans doute été fournies que par
des personnes d'une aptitude morbide exception-
nelle ; que les choses les plus utiles, le pain lui-
même, ne sont pas sans inconvénient quand on
en abuse et que ce n'est point une raison de les
proscrire ; que le quinquina et l'antimoine, autrefois condamnés par les parlements, comptent aujourd'hui parmi les médicaments les plus précieux
de la matière médicale, et qu'il pourrait bien se
faire qu'un jour le tabac soit définitivement inscrit
parmi les substances les plus utiles à l'humanité.

Pour eux la cause n'est point entendue, comme
on dit au palais : je demande donc à continuer la
discussion.

Avant de pénétrer dans le cœur du sujet, une question préalable se présente à l'esprit : c'est elle-ci :

Est-il possible que l'usage d'une plante énergique, d'un narcotique, pénètre dans les habitudes prenne sa place dans l'hygiène d'une famille, 'un individu, sans exercer sur le consommateur une influence prononcée? On comprend que je veux surtout parler du haschich, dont l'usage commence à se répandre en Turquie, de l'opium si familier aux peuples asiatiques, particulièrement aux Chinois, et du tabac répandu partout

Pour le haschich, la réponse ne paraît difficile pour personne. Tous les médecins ont approuvé la haute cour de justice de Constantinople qui en a interdit l'usage dans les cafés, et qui n'en permet aux pharmaciens la délivrance qu'à titre de médicament et sur l'ordonnance d'un docteur. Ce à quoi un journal de médecine (1) ajoute : « Il est vivement à souhaiter qu'une prohibition analogue soit prise en Algérie, où les dangers de l'habitude du haschich ne sont que trop fréquem-

(1) *Gazette médicale de l'Algérie*, citée par la *Gazette hebdomadaire de médecine*, année 1864, p. 248.

4

ment révélés, notamment dans des faits qui se déroulent devant la justice. »

S'agit-il de l'opium? L'opinion se prononce avec une énergie encore plus significative. L'abrutissement des fumeurs chinois et le sentiment de pitié qu'ils inspirent sont connus du monde entier, et pas une voix ne s'est élevée en Europe pour prendre la défense de leur détestable habitude.

L'accord n'est plus le même quand il s'agit du tabac; cependant celui qui le fume, qui le prise ou qui le mâche, use d'une plante énergique, d'une solanée vireuse, et il semble qu'on peut, sans forcer l'analogie, conclure qu'il s'expose à subir quelques-uns des effets que produit la classe des narcotiques à laquelle cette plante appartient.

Ces effets devant nécessairement varier suivant la manière dont le tabac est consommé, et les fumeurs formant l'immense majorité des consommateurs, c'est d'eux que nous nous occuperons en particulier, après avoir sommairement parlé du tabac comme errhin et comme masticatoire.

Du tabac considéré chez les priseurs.

L'influence que le tabac à priser exerce sur l'économie, résulte des qualités propres à la plante et des sauces de diverse nature employées dans sa préparation. C'est d'abord une action locale excitante, à la fois mécanique et chimique, qui se traduit, en premier lieu, par l'injection du réseau vasculaire de la membrane pituitaire et par l'éternuement; et, en second lieu, par le surcroît d'activité des follicules et l'écoulement du mucus qui en est la suite. Avec l'habitude, l'éternuement cesse de se produire et la sécrétion muqueuse rentre dans ses limites naturelles; quelquefois même elle descend au-dessous.

De cette excitation répétée résulte peu à peu le développement exagéré des éléments constitutifs de la membrane muqueuse qui, se communiquant de proche en proche, finit par déterminer le gonflement des ailes du nez.

Il en résulte habituellement l'affaiblissement de

l'odorat et l'altération de la lèvre supérieure et du timbre de la voix :

> . . . . Poussière infecte
> Qui de son alambic partout coule au hasard
> Et fait d'une voix d'homme une voix de canard.

Il arrive assez souvent qu'une partie du tabac que les priseurs introduisent dans leurs narines tombe dans la gorge, passe dans la bouche et de là descend dans l'estomac. Il en résulte des phénomènes faciles à comprendre : sécheresse et ardeur de la gorge, altération du goût, dyspepsie et douleur d'estomac dont il n'est pas possible d'exonérer toujours le tabac, quand on voit ces symptômes se dissiper chez quelques priseurs qui en interrompent accidentellement l'usage, pour reparaître quand ils le prennent de nouveau.

Il y a des médecins qui regardent le tabac prisé et mâché comme plus susceptible de provoquer des accidents que le tabac fumé, parce que le principe actif est en contact direct avec le tégument interne. D'autres, au contraire, avec M. Alphonse Guérard, pensent que « les priseurs n'ont presque rien à redouter de l'action de la nicotine,

car le tabac est promptement entraîné au dehors
par les mucosités nasales dont il provoque la sécrétion, et dans le cas où l'habitude a émoussé la
sensibilité de l'organe et où le nez cesse de s'hu-
mecter malgré la présence du tabac, la nicotine
ne s'en sépare pas faute de dissolvant (1).

Cette opinion me paraît plus près de la vérité
que la première; il ne faudrait pourtant pas trop
la généraliser, car il est évident que le tabac prisé
produit quelquefois des céphalées et du vertige
contre lesquels on l'emploie cependant si souvent,
et les faits que je vais citer prouvent que la nicotine peut fort bien être absorbée et déterminer du
côté des centres nerveux des accidents plus ou
moins graves.

M. Morin, pharmacien à Rouen, a recherché la
nicotine dans les poumons et le foie d'un homme
de soixante-dix ans, qui faisait depuis longtemps
et a fait jusqu'à sa mort usage du tabac à priser.
Après avoir traité ces organes par l'eau distillée,
l'alcool absolu, la potasse pure, l'éther sulfurique,
il obtint un résidu qui possédait une alcalinité

(1) Alph. GUÉRARD, *Annales d'hygiène*, t. XLVIII, année
1852.

manifeste, soluble dans l'eau distillée, à laquelle il communiquait la propriété de précipiter en blanc le bichlorure de mercure, et se comportait avec le chlorure de platine et de palladium, ainsi qu'avec les sels de cuivre et de plomb, exactement comme le fait l'alcaloïde du tabac (1). La *Gazette hebdomadaire* (2) a publié un cas de ce genre.

De l'observation d'angine de poitrine que j'ai rapportée d'après M. Beau, page 57, nous rapprocherons celle qu'on lit dans les rapports des conseils de santé des cantons de Zurich et de Thurgovie pour l'année 1857, et qui concerne deux époux, âgés de quarante à cinquante ans, atteints d'une violente cardialgie. Comme tous les remèdes avaient échoué et que les deux malades usaient largement du tabac à priser, le Dr Heussy qui les soignait eut l'idée de leur interdire l'usage du tabac à priser. Cette prescription fut fidèlement exécutée, et la guérison fut complète et durable pour les deux malades (3).

J'aurais pu multiplier ces citations, mais dans

(1) *Revue des sociétés savantes*, t. I, p. 219.
(2) Année 1861, page 838.
(3) Voy. l'*Echo médical suisse*, t. II, année 1858.

cette matière il faut choisir sévèrement les observations, et séparer avec soin les cas où le tabac
doit être seul mis en cause, de ceux où il n'a été
que le véhicule d'une substance toxique. Je veux
parler des accidents déterminés par le tabac à
priser renfermé dans des boîtes de plomb, et qui
appartiennent évidemment aux empoisonnements
saturnins (1).

Du tabac considéré comme masticatoire.

On sait que le tabac s'emploie aussi sous forme
de petite boule ou chique qu'on roule dans la
bouche ou qu'on mâche plus ou moins : c'est ce
qu'on appelle *chiquer*. Cet usage ne se rencontre
guère que chez les individus grossiers, et l'habitude n'en est vraiment répandue que sur les perts

(1) On trouvera des exemples d'empoisonnements de cette
nature, in : *Journal des connaissances médico-chirurgic.*, page
208. — *Mémoires de l'Académie de médecine*, 1846, t. XII,
p. 640. — *Gazette des hôpitaux*, 1855, p. 87. — *Gazette hebdomadaire de médecine*, 1857, t. IV, p. 535. — *Echo médical
suisse*, t. I, p. 772. — *Année scientifique de* M. FIGUIER, 1860,
p. 299. — *Union médicale*, 1863, Ier volume, p. 430.

de mer et parmi les matelots que les réglements du bord empêchent de se livrer en toute liberté à leur passion favorite pour la pipe. Cependant on m'a affirmé que quelques officiers supérieurs de la marine qui l'avaient contractée dans leur jeunesse, l'avaient conservée jusqu'à ce jour.

Mâché, le tabac exerce surtout une action topique analogue à celle que le tabac en poudre détermine sur la muqueuse pituitaire ; puis secondairement il peut produire des effets narcotiques dans des circonstances déterminées que je dirai tout à l'heure.

Je ne parlerai ni des dents sales et noires, ni des exhalaisons puantes qui sortent de la bouche du chiqueur, et qui donnent à cette partie si essentielle de son tube digestif la couleur et l'odeur d'un foyer pestilentiel. Ce sont là de tristes résultats que chacun connaît et comprend.

Quant à son action excitante locale, elle consiste dans la congestion de la muqueuse buccale, d'où résultent les altérations dans sa couleur et sa consistance, et dans l'accroissement de l'activité sécrétoire des follicules et des glandes salivaires. Cette plus grande activité fonctionnelle des glandes

de la bouche se modère, il est vrai, avec le temps ;
et il est heureux qu'il en soit ainsi, car autrement
l'habitude de la chique serait excessivement pernicieuse par la salive qu'elle ferait perdre.

De quelque manière qu'on s'y prenne cependant, on ne peut éviter tout à fait cette sécrétion
exagérée du liquide salivaire, et il en résulte les
trois ordres d'effets suivants :

1° L'action irritante et stupéfiante locale se
continue depuis la bouche jusqu'à l'estomac, et
la perte de l'appétit et la soif habituelle sont de ses
moindres inconvénients.

2° Que la salive soit rejetée au dehors, ou bien
que, descendue dans l'estomac, elle y soit occupée hors le temps du travail digestif, elle affaiblit
les sujets et rend leurs digestions languissantes :
c'est ce qui explique l'émaciation si commune
parmi les individus qui ont coutume de mâcher
du tabac.

3° Enfin les phénomènes encéphalo-rachidiens
se produisent en vertu de l'absorption du principe toxique dissous par la salive et absorbé à la
surface de la muqueuse gastrique.

La plupart des chiqueurs, il est vrai, ont soin

de rejeter la salive que la chique provoque, mais son contact et son séjour prolongé dans la bouche suffisent pour faire pénétrer la nicotine par voie d'absorption, et les inconvénients que nous signalerons, à propos des fumeurs, se produisent ici avec les circonstances aggravantes qui résultent de l'application plus directe du poison.

Du tabac considéré chez les fumeurs.

Pour nier toute analogie d'action entre les substances narcotiques qui se disputent la faveur des peuples, et qui, suivant les climats et les mœurs, occupent une place importante parmi les instruments de leurs plaisirs, il faut de deux choses l'une : 1° ou que la fumée de tabac n'en contienne pas le principe actif, 2° ou que, à supposer que la nicotine s'y trouve, elle y soit en si minime quantité que son action sur la santé soit insignifiante. Nous allons examiner si ces deux hypothèses sont fondées.

La fumée du tabac contient-elle de la nicotine? Si l'on donne à fumer à un jeune homme une pipe chargée de fleurs de roses ou remplie d'herbe, l'effet produit sera complètement nul, et le système nerveux le plus impressionnable sera après l'expérience ce qu'il était auparavant. Chacun sait cela, comme aussi personne n'ignore que les choses se passent différemment si la pipe est chargée de tabac. Il survient un groupe de phénomènes que j'ai déjà rappelés, page 31, qui a un nom et une place dans le cadre nosologique et qui se nomme symptômes cérébraux. Or, ces symptômes ne s'expliquent que par l'intervention d'un élément toxique, et il est impossible de leur trouver une place naturelle ailleurs que parmi les empoisonnements par les narcotiques.

Personne ne doute de l'action stupéfiante de la fumée de belladone, employée quelquefois avec succès contre les accès d'asthme, et je ne sache pas que les thérapeutistes l'attribuent à un autre principe que l'atropine dégagée de la plante par la combustion. Eh bien, l'effet produit par la belladone dans l'asthme, n'est-il pas souvent demandé à la fumée de tabac pour calmer une douleur de dents, et quand l'effet sédatif recherché est obtenu, est-ce forcer l'analogie que de l'attribuer à la nicotine contenue dans cette plante, au même titre qu'on attribue à l'atropine la cessation des phénomènes de l'asthme? D'où il semble naturel de conclure que la belladone et le tabac agissent l'une et l'autre, dans les différents cas que nous avons supposés, en stupéfiant le cerveau en vertu de l'action spéciale qui est dévolue aux alcaloïdes contenus dans ces deux plantes.

Pour quelques partisans du tabac, cette argumentation dont il me paraît difficile de contester l'exactitude, à moins d'un parti pris, n'est point encore suffisante. Qu'on leur démontre, matériellement parlant, que la fumée de tabac contient de la nicotine : ils ne seront convaincus qu'à cette condition.

C'est un défi jeté à la science dans l'espoir que son silence donnera raison à leur habitude favorite. Mais dans ce siècle de progrès scientifique, la science accepte tous les défis, et à son heure elle apporte au monde étonné des solutions inattendues. Ne sait-on pas aujourd'hui, grâce aux admirables découvertes de MM. Bunsen et Kirchoff, que l'analyse optique peut révéler, dans une goutte d'eau, la présence d'un corps que l'analyse ordinaire n'avait pu constater dans un litre de ce liquide, et que, par exemple, elle peut faire reconnaître la présence de millionièmes de milligrammes d'un métal dans une substance donnée ?

Mais l'intervention du procédé opto-chimique n'est pas même nécessaire ici, car la chimie a parlé, et, par l'organe d'un savant belge, M. Melsens, elle a prouvé la présence de la nicotine dans la fumée du tabac.

A côté de cette opinion, il en est une moins absolue et par conséquent plus généralement acceptée, qui, tout en admettant la présence du poison dans la fumée du tabac, prétend qu'il y est en si minime quantité, que ses effets ne sont pas plus apparents que si elle n'y existait pas.

Soutenir une pareille opinion, c'est perdre de vue la fréquence et la répétition de l'acte du fumeur, le contact prolongé de la fumée avec les surfaces respiratoires ; c'est vouloir assigner des limites à la sensibilité organique du système nerveux et à l'action dynamique du tabac. Il est vrai que beaucoup de fumeurs n'en éprouvent *immédiatement* aucun effet appréciable, soit qu'ils opposent une plus grande résistance que d'autres à l'action du narcotique, soit que leurs impressions soient trop fugitives pour laisser aucune empreinte ; mais je n'oserais affirmer que c'est le plus grand nombre qui se trouve dans ce cas ; et si, au lieu de ne tenir compte que des effets directs et immédiats, on recherchait avec plus de soin les effets éloignés dont le tabac pourrait revendiquer une part, je suis disposé à croire que la vérité changeant de face se montrerait plus évidente et plus complète.

Si l'effet du tabac sur le système nerveux était aussi nul qu'on veut bien le dire, comment se produiraient donc cet état de calme et de douce quiétude, et ces rêveries vagues et fugitives si fort appréciées par les fumeurs? N'est-ce pas en diminuant momentanément l'action cérébrale, en engourdissant la sensibilité, en stupéfiant l'organe des sensations et l'instrument des facultés intellectuelles, que la pipe et le cigare exercent leur charme?

On objecte, il est vrai, qu'il y a des fumeurs chez qui le tabac, loin d'exercer une action stupéfiante, détermine au contraire un certain degré d'activité cérébrale, dont ils ne seraient pas capables dans les conditions ordinaires de la vie. Mais c'est là une exception qui n'infirme en rien la règle générale. De ce que le café fait dormir quelques personnes, s'ensuit-il que cette substance cesse d'être excitante et qu'elle doive être rangée désormais parmi les narcotiques?

On ne conteste pas aujourd'hui l'action curative, même dans les maladies les plus rebelles, des eaux minérales les moins minéralisées, et les cures obtenues chaque année auprès des eaux de Plombières, d'Evian, si faibles en principes minéralisateurs, prouvent qu'il suffit d'une quantité presque infinitésimale de substance active pour modifier l'économie humaine.

On croit à l'influence curative des inhalations minérales, et chaque année on envoie aux stations de Pierrefonds, d'Allevard, etc., des malades dont elles font le principal traitement, et qui les y pratiquent une demi-heure ou une heure chaque jour, et pendant une saison qui embrasse à peine quatre semaines; et on nierait l'action de la fumée de tabac mise en rapport avec les mêmes surfaces respiratoires pendant plusieurs heures de chaque jour, quand cette application se répète, non

comme une saison d'eaux minérales pendant trois
à quatre semaines, mais pendant de nombreuses
années, pendant toute la vie !

Les faits d'intoxication chronique par l'iode
dans les conditions particulières qui constituent
l'iodisme, ceux de goître et de crétinisme dans
les pays où l'air ne renferme pas d'iode, les accidents non moins remarquables déterminés par
les émanations qui s'échappent des étoffes, des
tapisseries et des tentures coloriées avec le vert
de Schweinfurt, ne prouvent-ils pas que les substances actives n'ont nul besoin des doses mas-
sives ou compactes pour mettre en jeu l'exquise
sensibilité des surfaces de respiration ? Ne tenir
aucun compte de cet ordre de faits, ce serait vraiment faire trop bon marché de l'analogie et du
raisonnement, ce serait répudier la logique.

Non, l'économie ne peut rester indifférente à
l'action répétée des agents actifs qui la pénètrent,
même à faibles doses ; et s'il est vrai qu'elle su-
bisse l'influence de celui que nous étudions, n'est-
il pas rationnel de chercher, en partie du moins,
dans son action éloignée, lente, prolongée et pour
ainsi dire chronique, l'explication de quelques-

unes des affections spasmodiques et douloureuses, des troubles du mouvement, de la sensibilité, de l'intelligence ou des sensations qui jouent un si grand rôle dans les problèmes pathologiques que la marche de la science a posés de nos jours sans les résoudre ?

En effet, si le diagnostic et l'anatomie pathologique ont, dans ces dernières années, fait de si grands progrès, ne sommes-nous pas obligés de reconnaître que la science de l'étiologie des maladies se traîne dans une constante immobilité ?

Prenons pour exemple les maladies qui, de nos jours mieux étudiées, et par conséquent mieux décrites, exercent, sous des dénominations nouvelles, l'esprit investigateur des praticiens. Que disent sur leurs causes les ouvrages récents et les plus estimés ?

ATAXIE LOCOMOTRICE. Écoutons M. Trousseau : « L'étiologie de la maladie est encore tout à fait obscure ; et dans les faits observés par Duchenne et par moi, nous n'avons pu découvrir de causes constantes. Elle s'observe surtout dans la période moyenne de la vie, de vingt à quarante ans. Il est

remarquable surtout, et cela dans des proportions
très grandes, que les hommes en sont plus souvent
atteints (1). »

Suivant M. Grisolle, « la maladie est beaucoup
plus commune chez l'homme que chez la femme.
Quant aux causes, il n'en est aucune dont l'action
ait pu être établie d'une manière tant soit peu
rigoureuse (2). »

M. Monneret constate que « les causes en sont à
peu près ignorées, qu'elle est beaucoup plus commune chez l'homme que chez la femme, et qu'elle
se montre de vingt à quarante ans (3). »

Atrophie musculaire. Si nous appliquons nos
investigations à l'atrophie musculaire, nous trou-
vons les mêmes *desiderata*. Suivant M. Duchenne (4), le sexe masculin constitue une prédisposition incontestable, et M. Grisolle dit que
jusqu'ici l'atrophie musculaire a affecté spécialement des hommes adultes et des individus bien
constitués et dans la force de l'âge. La maladie

(1) Trousseau, *Clinique médicale*, t. II, page 187.
(2) *Pathologie interne*, 7e édition, t. II, page 763.
(3) Monneret, *Pathologie interne*, 1864, t. I, page 188.
(4) *De l'électrisation localisée*, 1 vol. in-8°.

survient le plus souvent spontanément et sans cause appréciable. Il ajoute plus bas que, dans l'état actuel de la science, il est impossible de pénétrer la nature de cette redoutable affection.

M. Trousseau dit qu'il est d'observation que cette maladie attaque rarement les femmes et ne se rencontre guère que dans l'âge adulte. On sait d'ailleurs peu de choses relativement à son étiologie.

M. Monneret reconnaît que « la paralysie par atrophie n'est pas rare, et qu'elle se montre chez les adultes et les hommes surtout. » Pour lui, du reste, les causes occasionnelles en sont douteuses (1).

ATROPHIE CÉRÉBRALE. Si l'on en croit le D' Erlenmeyer, qui a publié, en 1859, un travail fort intéressant sur l'atrophie cérébrale des adultes (2), cette maladie qui partage avec les apoplexies, la paralysie générale progressive, le ramollissement du cerveau, etc., le triste privilége de porter à l'intelligence et aux fonctions musculaires une atteinte profonde et ordinairement incurable, se-

(1) *Pathologie interne*, t. I, page 171.
(2) In-8°, 3ᵉ édition, 1857, Bendorf.

rait l'apanage des hommes, puisque sur cent cas
il n'a observé que deux femmes. Quant aux causes,
elles sont peu connues, et ce qu'il y a de mieux
démontré, suivant lui, c'est que c'est de quarante
à cinquante ans qu'elle frappe le plus souvent ses
victimes, qu'elle est plus fréquente dans les villes
que dans les campagnes, qu'elle débute souvent
en été, mais que l'hiver est la saison la plus dangereuse pour les malades qui y sont prédisposés,
et que quand le cerveau présente cette prédisposition par le fait des causes morales, il suffit d'une
faible cause physique pour rompre l'équilibre. Le
Dr Erlenmeyer ajoute que le développement de la
civilisation avec tous ses inconvénients semble y
contribuer.

Le Dr Boyd, qui a publié un travail sur le même
sujet (1), a reconnu aussi que l'atrophie cérébrale
est beaucoup plus fréquente sur les hommes que
sur les femmes.

Voilà donc trois maladies inconnues ou peu
connues de nos devanciers, et qui affectent pour

(1) In *Quarterly journal of practical medicine and surgery;*
avril 1857.

les hommes adultes une prédilection frappante.
C'est là un fait grave qui donne à penser et qui
vaut bien la peine qu'on en recherche la cause.
Et lors même qu'on admettrait, avec quelques
auteurs, que ces états morbides ont toujours
existé, et que les observateurs qui les ont décrits
de nos jours n'ont fait que les dégager de l'obscurité qui les couvrait, on serait forcé de reconnaître
qu'ils étaient au moins beaucoup plus rares et
moins accentués qu'aujourd'hui. Ainsi s'expli-
querait pourquoi tant d'observateurs éminents
ont passé devant eux sans les reconnaître.

Qu'y aurait-il de surprenant que certaines maladies, parmi celles dont le système nerveux est
le point de départ ou l'aboutissant, subissent à
des époques éloignées des modifications corréla-
tives à celles qu'on remarque dans les mœurs,
dans les usages et dans les habitudes hygiéniques
dont personne assurément ne conteste l'influence
sur la santé? Qu'y aurait-il dès lors de surprenant
que l'usage du tabac, qui modifie si profondément
les habitudes des peuples civilisés, ait pris une
place importante dans l'étiologie des maladies?
Serait-il déraisonnable de penser qu'une substance

qui exerce plus particulièrement son action sur le cerveau, qu'un narcotique si répandu, si fréquemment et si longtemps mis en contact avec les surfaces respiratoires, pourrait bien n'être point étranger aux causes qui préparent ou déterminent des états nerveux dont le siége anatomique réside dans le système cérébro-spinal?

Si de ces maladies à étiologie obscure nouvellement introduites dans le domaine des souffrances humaines, nous passons à celles qui occupent un rang plus ancien et mieux établi dans le cadre nosologique des maladies du système nerveux, serons-nous plus satisfaits? Si, par exemple, nous demandons aux pathologistes d'où viennent la congestion cérébrale, la folie, l'hypocondrie, le ramollissement du cerveau, si fréquents de nos jours, que nous apprendront-ils par l'étiologie banale que chacun connaît? Et quand ils auront accusé les travaux de cabinet excessifs, les veilles prolongées, les passions non contenues ou non satisfaites, de prédisposer à ces maladies ou de les produire, aurons-nous le dernier mot de la question?

Si , au contraire , on introduisait dans cette
question l'idée qui me préoccupe dans ce travail,
qui oserait affirmer qu'il n'en sortirait pas quelques conséquences utiles au point de vue de l'hygiène des familles et de la prophylaxie des maladies? Je vais l'essayer.

J'ai interrogé les auteurs qui ont écrit sur la
congestion cérébrale , P. Franck , Lallemand ,
MM. Falret, Andral, pour n'en citer que quelques-uns parmi les plus autorisés : tous, ils reconnaissent qu'elle est trois fois plus fréquente
chez l'homme que chez la femme. Mais ils ne me
paraissent pas en avoir donné une explication
satisfaisante, pour tous les cas du moins. Si le
souci des affaires, la contention d'esprit, les pré-
occupations de la vie, l'ambition déçue, l'entraî-
nement des passions, et, pour tout dire en un mot,
si l'exercice exagéré des fonctions cérébrales en-
trent pour une certaine part dans l'étiologie de
cette maladie, je me demande pourquoi les
femmes y sont-elles si peu sujettes, elles dont le
système nerveux est si impressionnable, qui res-
sentent si vivement les événements fâcheux, chez
qui les commotions morales laissent si faci-

lement leur empreinte, et qui dans leurs habitudes sédentaires n'ont pas, comme les hommes, le mouvement, la distraction et le tabac pour les distraire et les désennuyer ? Ne serait-ce pas parce que les femmes ne se consolent pas en fumant ?

Nous avons rappelé tout à l'heure les dérangements temporaires qui surviennent dans la santé des fumeurs novices : ce sont précisément ceux de la congestion cérébrale. Si l'habitude finit par triompher des troubles sympathiques qui se manifestent à son occasion ou sous son influence du côté de l'estomac, du cœur, etc., l'effet congestif qui résulte de la fumée du tabac ne s'en produit pas moins, surtout chez les individus prédisposés aux affections cérébrales par des circonstances originelles ou par toute autre impossible à prévoir, et par conséquent à prévenir.

Cette funeste disposition trouve d'ailleurs un aliment puissant dans l'usage fort répandu de fumer immédiatement après les repas. S'il est vrai qu'il se fait chez l'homme, pendant la digestion, une congestion en quelque sorte physiologique vers le cerveau, ainsi que le témoignent la torpeur, l'engourdissement, l'injection de la face et le penchant au sommeil, qu'est-ce donc lorsque, à cette cause naturelle, il s'ajoute encore l'influence d'une substance narcotique?

D'un autre côté, tous les auteurs s'accordent à reconnaître que la congestion cérébrale est plus fréquente en hiver qu'au printemps et en été. Pourquoi cela?

Sans rejeter l'influence d'une basse température, n'est-ce pas aussi, en partie, parce que l'hiver on fume davantage ou du moins plus souvent dans des chambres closes, et qu'on respire un air incomplètement renouvelé et surtout altéré par diverses émanations auxquelles viennent s'ajouter les produits de la combustion du tabac ?

Dans un mémoire présenté à l'Académie des sciences (1), un observateur judicieux, M. le Dr Legrand du Saulle, a appelé l'attention des médecins sur l'influence du séjour dans les cafés et les cabarets, sur le développement de la congestion cérébrale.

« Dans un grand nombre de cas, dit ce savant,

(1) Séance du 14 janvier 1861.

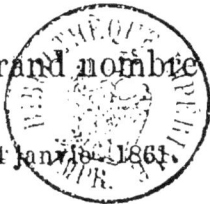

les individus chez lesquels la fréquentation des cafés est dégénérée en habitude invétérée, finissent, après un temps très variable, par subir à des degrés différents une sorte d'empoisonnement dont le principal caractère est un afflux de sang vers le cerveau, qui finit par amener une congestion vers cet organe. »

« Au commencement, l'état particulier dont nous avons tracé la description est compatible avec la santé apparente et avec l'activité et l'exercice normal de toutes les fonctions : on vit dans une quiétude parfaite, sans s'apercevoir de la rapidité de la pente au bas de laquelle on se laisse glisser. »

« Cet empoisonnement, à forme congestive, se distingue d'une façon très nette de tous les phénomènes observés sous l'influence des boissons alcooliques. En effet, il ne s'agit point du tout ici des lésions spéciales qu'entraînent les habitudes de l'ivrognerie. La variété d'intoxication dont nous parlons se remarque chez un grand nombre d'hommes très sobres, ne faisant jamais d'excès, mais qui, après avoir pris leur tasse de café, souvent sans addition d'eau-de-vie, séjournent tous les jours une ou plusieurs heures dans l'estaminet. Ils s'étiolent, se congestionnent et s'asphyxient, tout simplement, en demeurant dans un air malsain, et en respirant un air irrespirable et trop chaud. »

« Il est fort difficile d'estimer, même approximativement, au bout de combien de temps commencent à apparaître quelques-uns des prodromes caractéristiques sur lesquels nous appelons sincèrement l'attention. Nous pouvons dire qu'il faut quelquefois plus de six ou huit années de fréquentation assidue des estaminets pour présenter les signes prémonitoires appartenant à la première période. Mais une fois que la pâleur de la face, la dyspepsie et la céphalalgie passagère se déclarent, l'intoxication est évidente, et si les mêmes causes persistent, les mêmes effets persistent aussi et iront en s'aggravant. »

« Lorsqu'on songe à la fréquence de la paralysie générale chez les hommes, à sa rareté chez les femmes; quand on se rappelle, d'ailleurs, que cette maladie débute très fréquemment par une congestion; quand on considère enfin la puissante influence qu'exerce l'atmosphère des cafés

sur le développement des congestions, on est
porté à expliquer la différence si notable qui
existe sous ce rapport entre les deux sexes, par
cette circonstance que les hommes seuls, en dehors de toute cause d'alcoolisme, se soumettent à
l'influence congestive que nous avons signalée.
Nous croyons que ce renseignement étiologique a
été méconnu, mais que l'on devra le retrouver
assez souvent dans quelques cas d'affections cérébrales dont les causes étaient restées mysté-
rieuses. »

Parmi les éléments dont se compose l'atmosphère des établissements dont il s'agit les émanations du tabac tiennent une large place, et M. le
docteur Legrand aurait pu y insister davantage,
sans affaiblir ni la portée ni l'exactitude de ses
observations.

Ce qui est vrai de la congestion ne peut-il pas
être applicable à d'autres maladies cérébrales, la
folie, la paralysie, l'hypocondrie, etc.?

DE LA FOLIE. Interrogeons les aliénistes sur
les causes de la folie. Et d'abord faut-il admettre
avec Georget que les fous se multiplient continuellement en France? Cette assertion a été con-

testée par Esquirol (1) ; mais elle a été reprise et soutenue avec talent par M. le docteur Venot, qui affirme que le chiffre des aliénés grossit démesurément chaque année (2). Et si le fait est vrai, faut-il admettre avec Foville, M. Brière de Boismont que leur nombre est en raison directe de la civilisation ?

Qu'on se prononce pour ou contre cette opinion, on reconnaîtra avec M. Parchappe, que les progrès de la civilisation tendent à accroître le nombre des aliénés par certains de leurs éléments. Reste à chercher ceux-ci.

Pour moi, j'aime mieux les voir parmi les éléments parasites de la civilisation que d'en accuser ses éléments normaux et légitimes, et si les sept péchés capitaux doivent être tenus responsables d'une partie du mal, je demande s'il n'est pas rationnel d'en réserver une autre à l'habitude du tabac, que les peuples sauvages ont légué à la civilisation moderne, et qui se développe parallèlement et dans un rapport direct et constant avec elle.

(1) Séance publique de l'Académie royale de médecine, 23 juillet 1824.

(2) Discours prononcé en séance publique de la société de médecine de Bordeaux, 3 décembre 1846.

Cette manière de voir ne rentre-t-elle pas d'ailleurs dans celle qu'Esquirol exprimait d'une manière plus générale, en attribuant l'aliénation mentale plus aux causes physiques qu'aux causes morales?

M. Moreau de Jonnès a repris cette question en sous-œuvre, et il a soutenu que, « sur dix aliénés, il y en a sept qui doivent aux premières la perte de leur raison. Le chagrin, le fanatisme, la politique même, enfin tout ce qui agit violemment sur l'intelligence, produit, suivant lui, moins d'aliénés que l'ivrognerie, l'onanisme, les blessures, les gaz délétères, enfin ce qui agit physiquement sur le corps humain (1). »

Sans doute, M. le professeur Guislain, MM. Brière de Boismont et Venot soutiennent, au contraire, la prédominance des causes morales sur les autres; mais leur opinion n'infirme en aucune façon les vues que je propose d'introduire dans l'étiologie de la folie. Je crois que, sous l'influence du tabac, le système cérébral peut perdre de sa résistance, et que sans l'action dé-

(1) Séance de l'Académie des sciences, 10 juillet 1843.

pressive de cette plante, les hommes supporte-
raient mieux les chagrins, les revers, l'adversité
et les déceptions de toute sorte qui traversent leur
existence. Laycoock (1), après avoir signalé quelques effets du tabac, reconnaît que l'irrésolution
du caractère, le manque absolu d'énergie se
montrent quelquefois chez les grands fumeurs.

Si l'idée que je viens d'exposer est vraie, le
tabac agirait ici à titre de cause prédisposante de
la folie.

On pourra m'objecter, il est vrai, cette opinion
de plusieurs aliénistes, que les femmes four-
nissent plus d'aliénés que les hommes. Mais elle
est aujourd'hui fort contestée, et l'on sait, ainsi
que l'a parfaitement établi M. Parchappe, que le
rapport de la fréquence de la folie entre les deux
sexes varie d'un pays et même d'une localité à
l'autre, à tel point que si, dans les Pays-Bas, le
nombre des femmes aliénées est plus considérable
que celui des hommes, le contraire semble parfaitement démontré ailleurs, par exemple en Alle-
magne et dans les Etats-Unis.

---

(1) Ouvrage cité.

Tous les médecins qui se tiennent au courant de la science savent d'ailleurs qu'il a été reconnu par les statisticiens qui se sont occupés de cette question, que pour apprécier exactement la fréquence de la folie dans les deux sexes, il faut comparer, non pas les chiffres de la population des asiles, comme on a eu le tort de le faire, mais bien ceux qui expriment les admissions annuelles pendant une période de temps déterminé. La raison en est simple : la durée moyenne de la folie étant plus courte chez les hommes que chez les femmes, d'un nombre égal de malades entré le même jour dans un asile, il restera plus de femmes que d'hommes après un délai déterminé.

PARALYSIE. Si le doute est encore permis relativement à la fréquence de la folie dans les deux sexes, il ne l'est plus quand il s'agit de la paralysie avec aliénation mentale. Tous les aliénistes et avec eux MM. Trousseau, Grisolle, etc., reconnaissent que le nombre des aliénés paralytiques est infiniment plus considérable chez les hommes que chez les femmes.

« On est frappé, dit Calmeil, de la grande différence que le sexe apporte dans la fréquence de la paralysie générale : chez les femmes, on compte les paralytiques ; chez les hommes, on en est entouré. Une masse de douze cents hommes, soumis à un examen scrupuleux, a fourni quatre-vingts exemples de paralysie générale, ce qui établit la proportion comme quinze est à un. Une masse de cinq cents femmes, servant à des calculs de même nature, n'a plus fourni les mêmes résultats. Le total des paralysies générales n'est monté qu'à dix, ce qui établit la proportion comme un est à cinquante. Comment expliquer une différence aussi extraordinaire?... Il n'en reste pas moins avéré que la paralysie générale exerce ses principaux ravages sur les hommes, et par cela même, toutes choses étant égales d'ailleurs, les chances de guérison de la folie sont moins grandes pour eux. »

« C'est l'âge de quarante à cinquante ans qui fournit le plus grand nombre de malades (1). »

Ce qui était vrai en 1826 n'a pas cessé de l'être de nos jours, et l'opinion que M. Calmeil professait au sujet de la paralysie générale progressive,

(1) CALMEIL, *De la paralysie chez les aliénés*, 1826, page 371.

n'a rien perdu de sa valeur si on l'applique à la
paralysie générale essentielle, telle qu'on la rencontre dans les hôpitaux et dans la pratique ci-
vile, et dont l'existence indépendante de la folie
n'est plus contestée par personne. M. Beau n'a-t-il
pas décrit une forme de paralysie générale qu'il
n'a observée que sur les hommes?

Sandras dit à propos de la paralysie progressive : « On est assez peu renseigné sur les causes
de cette maladie ; » mais en parlant de l'action
que les narcotiques exercent sur les fonctions cérébrales, il dit « que l'excès du tabac produit
différents désordres fonctionnels qui aboutissent à
la fin à quelque chose d'analogue aux paralysies
générales de la démence (1). »

Nous passerons à côté du ramollissement du
cerveau sans nous y arrêter. Les causes en sont
très obscures : tous les médecins le disent, et les
observations manquent pour établir d'une manière rigoureuse si un sexe paie à cette maladie
un plus large tribut que l'autre.

HYPOCONDRIE. Mais il n'en est pas de même de

(1) *Traité des maladies nerveuses*, t. I, p. 630-31.

l'hypocondrie par laquelle nous terminerons cette revue étiologique, de l'hypocondrie qui, au dire de M. Michéa, de Brachet et d'autres médecins, atteint plus souvent les hommes que les femmes. Les hommes sont plus fréquemment hypocondriaques que les femmes, a dit M. Dubois, d'Amiens ; c'est un fait d'observation qui n'a pas besoin de preuves (1).

Si plusieurs auteurs, Tissot, Zimmermann, Buchan, ont pu regarder l'usage trop fréquent du thé comme la cause la plus habituelle de l'hypocondrie, si Stock a pu en accuser le café, ne pourrais-je pas, avec non moins de raison, en accuser un peu le tabac dont l'usage est beaucoup plus répandu que les deux substances que je viens de nommer ?

S'il bannit la tristesse, s'il aide à supporter les contrariétés éphémères de la vie, s'il console, ce n'est qu'en amoindrissant les fonctions cérébrales, c'est souvent en privant l'homme de cette force de caractère, de cette énergie nécessaires pour réagir contre les peines réelles et profondes, pour triom-

(3) *Traité philosophique de l'hypocondrie*, 1837, page 67.

pher des obstacles et pour s'élever au-dessus des régions où le vulgaire ne rencontre que le désespoir et l'hypocondrie.

En résumé, les maladies sur l'étiologie desquelles j'ai essayé de répandre un peu de lumière choisissent leurs principales victimes parmi les hommes, quelques-unes même semblent, jusqu'à un certain point, respecter les femmes (1) ; elles frappent l'homme en pleine virilité et dans cet

(1) *Ataxie locomotrice.* Il est remarquable surtout, et cela dans des proportions très grandes, que les hommes en sont plus souvent atteints que les femmes. — Trousseau et Duchenne.

Atrophie cérébrale des adultes. Très rare chez les femmes; deux fois seulement sur cent. — Erlénmeyer.

Atrophie musculaire. Jusqu'ici a affecté spécialement des hommes adultes.— Duchenne. Attaque rarement les femmes. — Trousseau.

Congestion cérébrale. Atteint trois fois plus d'hommes que de femmes. — Lallemand, Falret, Franck, Andral.

Encéphalite. Attaque deux ou trois fois plus d'hommes que de femmes. — Lallemand, Calmeil.

Hypocondrie. Atteint trois fois plus d'hommes que de femmes. — Michea, Dubois, d'Amiens.

Paralysie progressive des aliénés. Frappe quinze fois plus d'hommes que de femmes. — Calmeil.

Je laisse de côté la folie et le ramollissement cérébral dont l'étiologie est encore obscure relativement à l'influence du sexe.

âge, où, plein de sève, il est en possession de toutes ses forces physiques, intellectuelles et morales ; elles finissent par compromettre pour la plupart, quoique à des degrés différents, son intelligence, son caractère, sa volonté et sa puissance musculaire; enfin, plusieurs n'occupent que depuis peu une place dans le cadre nosologique, et le nombre des unes et des autres augmente d'année en année.

Pour comprendre l'étiologie de ces maladies, pour en expliquer la fréquence relativement croissante, il faut nécessairement découvrir des causes qui, d'une part, s'attachent plus à l'homme qu'à la femme, et qui, d'autre part, se développent ou se multiplient progressivement comme les fruits qu'elles produisent.

Quand on dit que les hommes sont plus souvent atteints de pneumonie, de pleurésie, d'endocardite, de rhumatismes, cela se conçoit. Les travaux musculaires qui activent les fonctions de la peau, les vicissitudes atmosphériques et le froid qui suppriment la sueur expliquent suffisamment cette différence.

Pour qu'on en puisse dire autant des maladies

dont nous venons de nous occuper, il faudrait que tout ce que l'on a dit de l'exquise sensibilité de la femme et de son caractère tendre, doux et timide, fût faux, mais, jusqu'à preuve du contraire, nous devons croire que parmi les causes des maladies de l'encéphale, toutes celles de l'ordre moral doivent exercer et exercent en effet plus d'empire sur la femme que sur l'homme. Puisque la vérité n'est pas là, interrogeons les autres causes.

N'oublions pas que nous cherchons des causes qui s'attachent plus à l'homme qu'à la femme. Or, dans l'étiologie banale des maladies, les passions politiques, les abus sensuels, vénériens et alcooliques, les excès intellectuels, l'usage et l'abus du tabac remplissent exactement cette première condition.

La politique ! Mais chacun sait que les passions de ce genre, à peu d'exception près, sont bien engourdies sinon éteintes. Le fanatisme, l'enthousiasme politique, sont des mots qui, dans l'étiologie des maladies, ne figurent plus que pour mémoire.

Les excès intellectuels ! Pour faire admettre cette cause, il faudrait démontrer que les victimes

de l'ataxie locomotrice, de l'atrophie du cerveau,
de la paralysie progressive, etc., etc., sont princi-
palement des malades à diplôme ou des fruits secs
de nos lycées ou de nos écoles. Or les humbles
d'esprit acquittent sous ce rapport un tribut qui
ne permet pas le doute.

Les abus sensuels ! En première ligne les excès
vénériens. L'homme abuse évidemment plus de
son sexe que la femme, et je suis si loin d'ab-
soudre cette cause que je l'accuse, avec la syphilis
sa compagne ou sa complice, de contribuer pour
une large part aux maux redoutables dont il est
ici question. — Les excès alcooliques exercent encore une influence évidente, incontestable ; mais
cette cause ne s'adresse qu'à un nombre d'individus relativement limité.

*L'usage et l'abus du tabac ! Ici l'usage et l'abus
se confondent souvent, car la ligne de démarca-
tion entre l'un et l'autre est tellement insensible
que beaucoup de fumeurs la franchissent sans le
vouloir et sans s'en apercevoir. Chez les enfants
et les jeunes gens, d'ailleurs, l'habitude de fumer
constitue toujours un excès. Rappelons-nous le
second caractère que doivent présenter les causes

dont l'intervention est nécessaire pour expliquer l'immunité relative dont jouissent les femmes devant les maladies de l'encéphale. Il faut, avons-nous dit, qu'elles se développent et se multiplient progressivement comme les fruits qu'elles produisent.

Je ne sais si je me trompe, mais l'habitude du tabac contient sans réserve le caractère en question. Seule, pour ainsi dire, parmi les influences destructives auxquelles l'homme livre incessamment sa santé et sa vie, elle multiplie partout sa puissance ; seule elle étend chaque année son empire et menace d'asservir toutes les familles sous son joug (1). J'ajoute qu'elle s'attache plus

(1) Il est facile de s'en convaincre en jetant les yeux sur le tableau comparatif des revenus produits à différentes époques par l'impôt du tabac.

En 1675, ce revenu est de 250,000 fr.

En 1718, il est de 4,000,000.

En 1815, près d'un siècle après, de 26 millions.

En 1824. il est de 42 millions.	En 1855, de 152 millions.
En 1841, il s'élève à 72 millions.	En 1856, de 163 millions.
En 1850, il est de 122 millions.	En 1857, de 163,009,000.
En 1851, de 126 millions.	En 1858, de 177,276,242.
En 1852, de 130 millions.	En 1859, de 178,752,541.
En 1853, de 138 millions.	En 1860, de 194,000,000.
En 1854, de 145 millions.	

à l'homme qu'à la femme, et qu'elle ménage complètement ou à peu près complètement celle-ci.

De tout ce qui précède, il y a lieu de conclure que l'usage du tabac doit désormais fixer tout particulièrement l'attention des médecins, et qu'il est temps de lui assigner une plus large place dans l'étiologie des maladies.

Dans tout ce qui précède, le raisonnement nous a conduit à admettre l'influence probable, sinon certaine du tabac, sur la préparation des maladies du système encéphalo-rachidien. Il ne serait pas aussi facile de démontrer, par le même procédé, l'action que cette plante exerce sur la circulation ; mais quelques faits bien observés semblent prouver cependant que cette action est réelle et incontestable.

M. le Dr Hurteaux, médecin de la manufacture de Paris, a remarqué que quand on saigne des ouvriers de la manufacture, il est rare que le sang présente une couenne, ou bien il n'en offre qu'une faible trace avec un caillot ordinairement mou. Ce confrère serait porté à croire que, sous l'influence de cette intoxication, le sang serait modifié à ce point qu'une partie de la fibrine aurait disparu. Et comme un fait qui le confirmerait dans cette opinion, il ajoute que les ouvriers employés au tabac sont fréquemment atteints de congestions, mais que ces congestions ont toujours quelque chose de plus ou moins passif et réclament rarement la saignée. Les femmes y sont plus sujettes, et elles seraient révélées chez elles par des règles abondantes et plus rapprochées qu'à l'ordinaire, constituant souvent de véritables pertes (1).

Plusieurs médecins ont remarqué que le tabac chez les fumeurs commence par accélérer le pouls (2), mais ce n'est que pour un moment limité, et l'action finale est souvent dépressive.

Du reste, ces observations sont pleinement confirmées par les analyses d'un médecin anglais, le Dʳ B.-W. Richardson, qui a constaté que le sang des fumeurs qui, dès le matin avant de fumer, se trouvait à l'état normal, présentait, le soir après avoir fumé quinze ou vingt pipes, une alté-

(1) TARDIEU, *Dictionnaire d'hygiène et de salubrité*, t. III, page 471.
(2) *Bulletin de thérapeutique*, 1864, 1 vol., p. 380.

ration particulière qui consistait dans la dépression centrale de ses globules (1).

Je ne sache pas que personne soit en mesure d'affirmer que cette altération se rencontre chez tous les fumeurs ; mais elle autorise à craindre une modification moléculaire qui, sans être sensible aux réactifs et au microscope, serait cependant suffisante pour contribuer, ne serait-ce que dans une faible proportion, à modifier la constitution physique, à faire germer de nouvelles aptitudes morbides et à rendre illusoires ou nuisibles des médications autrefois efficaces.

Voyez ce qui est arrivé pour les émissions sanguines ! Les saignées qui semblaient résumer toute la thérapeutique au temps de Broussais, réussissent-elles aussi bien aujourd'hui ? Chacun sait le contraire. Avec vingt sangsues vous provoquez des déperditions de sang exagérées, quelquefois compromettantes, et souvent les piqûres nécessitent l'intervention des hémostatiques. Cela prouve-t-il que la doctrine de l'irritation avait absolument tort ? Nullement, car les faits diffé-

(1) BOUCHARDAT, *Annuaire de thérapeutique*, 1862, p. 12.

raient de la plupart de ceux que nous observons de nos jours.

Il y a presque toujours du vrai au fond des systèmes ; seulement, comme ils ne reposent que sur l'observation de faits temporaires, quand ceux-ci sont remplacés par des faits d'un autre ordre, les systèmes s'écroulent et ils cèdent la place à d'autres plus en rapport avec les conditions de l'époque. Le système de Broussais, comme les autres, a subi ces vicissitudes en quelque sorte fatales.

« Quelle que soit l'histoire des maladies régnantes ou épidémiques, disait M. Chauffard (1), elle nous offre toujours le caractère adynamique. Les méthodes antiphlogistiques sont partout abandonnées. » Puis il ajoutait : « Tout cela est-il l'œuvre du hasard? Tous ces faits qui se fortifient les uns dans les autres sont-ils le résultat de coïncidences fortuites? N'est-il pas scientifique et conforme aux lois d'une saine logique de rapporter tous ces faits divers, et cependant convergents, à une cause supérieure qui les régit, qui les marque de son em-

(1) Société médicale des hôpitaux de Paris, séance du 23 septembre 1863.

preinte, et cette cause, quelle peut-elle être sinon la constitution stationnaire des maladies? »

Resterait à voir si la constitution stationnaire n'est pas le résultat, d'une part, des influences sidérales et cosmiques, d'autre part des modifications que le temps, les guerres, la facilité et la fréquence des communications internationales, et l'application des progrès scientifiques aux habitudes de la vie impriment aux mœurs, aux usages et à l'hygiène des populations.

V

CONSÉQUENCES ET CONCLUSIONS.

En matière scientifique, je n'aime pas l'hyperbole : c'est une figure de rhétorique qui m'est peu familière, et dans ce travail je me suis efforcé d'éviter jusqu'à l'apparence de l'esprit de système et du parti pris, tous deux également éloignés de la vérité. Aussi, pour qu'on n'exagère pas ma pensée, je veux qu'il soit bien entendu que, dans mon opinion, si le tabac peut quelquefois *déterminer* certaines maladies, le plus souvent au contraire il n'agit qu'à titre de causes *prédisposantes*. Mais j'ajoute que si cette *prédisposition* n'existait

pas, les causes *déterminantes* communes reste-
raient souvent sans effet. On verrait conséquem-
ment moins de congestions cérébrales, d'ataxie
locomotrice, d'atrophie cérébrale, de paralysie,
d'hypocondrie, etc., etc.

Qu'un homme ayant atteint l'apogée de sa taille,
de ses forces et de sa constitution organique, qu'un
individu en pleine puissance de ses facultés physiques, intellectuelles et morales, se détermine,
par suite de quelques circonstances fortuites, à
user du tabac, à fumer par exemple, qu'il n'en
use qu'avec modération, qu'il ne fume qu'à l'air
libre, qu'il évite le séjour prolongé dans une atmosphère chargée des émanations de la pipe ou
du cigare, il est très probable qu'il pourra le faire
sans inconvénient et que sa santé n'aura pas à en
souffrir. Mais y a-t-il beaucoup de fumeurs qui
n'aient commencé l'usage du tabac qu'à l'âge
d'homme et qui en usent modérément? Les gens
qui abusent, a dit le Dr Hiffelseim, sont innom-
brables, et très souvent le fumeur fume le plus
qu'il peut; il se lève en fumant et se couche en
fumant (1).

(1) *Union médicale,* t. II, 1863.

C'est que, en effet, l'habitude du tabac une fois contractée devient un besoin aussi vif et aussi pressant que celui des aliments, à tel point qu'il en résulte une véritable souffrance pour ceux qui ne peuvent le satisfaire. « Je me rappelle, dit Mérat (1), qu'un jour herborisant dans la forêt de Fontainebleau, je rencontrai un homme étendu par terre ; je le croyais mort, lorsque m'approchant de lui, il me demanda d'une voix plaintive si j'avais du tabac, et, sur ma réponse négative, il retomba de suite sans connaissance. Cet état ne cessa que lorsque je lui eus amené un bûcheron qui lui en donna de suite plusieurs prises, et il nous raconta alors que s'étant mis le matin en route, croyant avoir sa tabatière, il s'était aperçu qu'elle lui manquait ; qu'il avait marché tant qu'il avait pu, mais qu'enfin un besoin impérieux se faisant sentir, il lui avait été impossible d'aller plus loin. »

« Je n'oublierai jamais, dit Forget (2), ce matelot de l'*Antigone* qui vint me trouver pour un mal de gorge. Voyant à la saillie de la joue qu'il

(1) *Dictionnaire des sciences médicales*, t. XLIV, p. 197.
(2) *Diction. de méd. et de chirurgie pratiques*, t. XV, p. 240.

mâchait quelque chose : « Comment, lui dis-je, vous avez mal à la gorge et vous chiquez ! — Major, me répondit-il, depuis trois jours je n'ai plus de tabac ! et en même temps il tire de sa bouche un peloton d'étoupe goudronnée. Les larmes qui roulaient dans ses yeux humectèrent mes paupières, et je partageai avec lui un peu de tabac qui me restait. »

A ces faits, j'en veux ajouter un autre qui m'a été raconté par un témoin oculaire de l'événement auquel il se rattache et dont les journaux du temps ont publié le dramatique récit.

En 1831, des galeries nouvellement ouvertes dans les mines de Villars, au bois Montzil près Saint-Etienne (Loire), furent submergées par l'irruption soudaine d'une grande masse d'eaux accumulées dans des galeries contiguës et abandonnées depuis plusieurs années.

Sur quinze ouvriers mineurs, surpris par les eaux, sept purent échapper à la submersion en se réfugiant dans un étage supérieur sans issue où ils auraient infailliblement trouvé la mort sans le dévouement actif de la population de Saint-

6

Etienne, et sans l'habileté et l'énergie des ingénieurs qui la dirigeaient.

Retirés de cet affreux réduit où, pendant sept jours, ils n'avaient pour toute nourriture que le cuir de leurs souliers et de leurs bretelles, ces malheureux acceptaient des aliments avec d'autant plus d'empressement qu'ils ne leur étaient offerts qu'avec la discrétion sévère commandée par l'état déplorable de leur santé.

L'un d'eux, cependant, repoussa la tasse de bouillon qu'on lui présentait, déclarant que ce dont il avait le plus pressant besoin, c'était de fumer une pipe de tabac.

Ces observations montrent en même temps l'empire de l'habitude et combien on peut souffrir de la privation du tabac, mais elles ne prouvent nullement qu'on peut se livrer impunément à l'usage et à l'abus qu'on en fait. L'ivrogne accoutumé aux boissons alcooliques doit beaucoup souffrir aussi de la privation de la liqueur, dont l'habitude semble lui imposer l'usage, puisqu'on en voit si peu qui ont le courage de rompre avec elle ; cela empêche-t-il l'abus des alcooliques d'être un poison léthifère? Je mourrai, me disait

un ivrogne à qui j'avais cru devoir dire la vérité
sur le danger de son état, dans l'espoir de le corriger, je mourrai plutôt que de renoncer à l'eau-
de-vie. Et il mourut quelques mois après. Si je
fais ce rapprochement, ce n'est point pour assi-
miler deux substances assurément bien différentes, mais c'est pour qu'on n'aille pas tirer
de l'habitude du tabac des déductions erronées.

Il est donc vrai qu'on abuse du tabac plus souvent qu'on ne pense, et à supposer, ce qui est
fort contestable, que la plupart des consommateurs en usent aujourd'hui avec modération,
combien en pourrait-on compter qui, pour contracter l'habitude du cigare ou de la pipe, aient
attendu l'âge de leur virilité ?

Sous ce rapport, je ne veux rien affirmer pour
le passé, mais je puis rappeler un fait qui est à
la connaissance de tout le monde. Tous les jours
on rencontre des enfants de huit à dix ans qui
s'essaient avec des cigarettes ou des bouts de
cigare ramassés dans les rues. A peine l'époque
de la puberté a-t-elle sonné pour les élèves de nos
lycées et de nos colléges, que, à peu d'exception
près, ils se mettent à fumer le cigare, et si la dis-

cipline du pensionnat ne leur permet pas de le faire au gré de leur désir, ils se dédommagent amplement les jours de sortie et pendant les vacances. On affirme qu'en Angleterre l'usage en est toléré dans quelques établissements d'instruction publique, et nous avons vu qu'un médecin a demandé que cette tolérance fût également accordée en France.

Or si l'on admet que le point de départ de ce travail est vrai, que mon raisonnement, au sujet de l'étiologie des maladies du système encéphalo-rachidien, est rigoureux, que les faits invoqués à l'appui de ma thèse sont exacts, que les abus du tabac sont fréquents et que mes appréhensions sont légitimes ; si l'on considère que la croissance de l'homme est à peine terminée avant vingt-cinq ans (1), que, au dire des physiologistes, son corps jouit à peine à cet âge de la plénitude de ses forces organiques, « qu'il importe à l'avenir physique et moral de l'adolescent que ses actes reçoivent une salubre direction, et que le corps et l'esprit contractent des dispositions conformes

(1) BOUDIN, *Recueil de mémoires de médecine et de chirurgie militaires*, 1863, n° 39, p. 198.

aux lois de l'hygiène et de la raison (1); » n'est-il point du devoir des médecins, des pères de famille, des maîtres et de tous ceux qui ont un rôle dans l'éducation de la jeunesse, de lui interdire formellement l'usage du tabac ?

On a comparé le cerveau des enfants à une cire molle qui conserve avec la plus grande facilité les impressions extérieures : rien n'est plus exact que cette comparaison, et l'on sait que c'est cette faculté qui constitue l'éducabilité. D'un autre côté, ainsi que l'a dit le docteur Buchez, la puissance intellectuelle est un germe qui, aussi bien que l'œuf renfermé dans l'ovaire, a besoin d'être fécondé pour grandir et pour arriver à sa maturité. Mais de même que, dans le règne organique, la fécondation ne peut donner des résultats réguliers qu'à certaines conditions rigoureusement déterminées, de même, dans l'ordre intellectuel et moral, l'enseignement qui est chargé de l'œuvre de la fécondation, n'atteindra le but si péniblement poursuivi qu'à certaines conditions que résume parfaitement le *mens sana in corpore sano*

(1) Michel LÉVY, *Traité d'hygiène,* t. I, p. 159.

du poète. Que ces conditions soient négligées, troublées ou renversées, vous aurez dans l'ordre organique des déviations de forme, de situation, de rapports, des absences ou des augmentations d'organes : des monstres. Dans l'ordre intellectuel et moral, vous aurez des aberrations dans le jugement, des lacunes dans la mémoire, des susceptibilités ou des bizarreries de caractère, des travers d'esprit.

Si le devoir du maître chargé d'enseigner la jeunesse lui impose l'obligation de rechercher les aptitudes, de diriger les tendances, de corriger les mauvais instincts, d'exciter ou de modérer quelques facultés, il faut, pour qu'il réussisse dans sa laborieuse entreprise, que rien ne mette obstacle à son action incessante sur l'intelligence de ses élèves ; de son côté, il faut que le cerveau jouisse de la plénitude de ses attributions, et que rien ne trouble l'exquise délicatesse et la régulière impressionnabilité qui caractérisent son état normal et physiologique.

Que le jeune homme se livre à quelques habitudes perturbatrices (elles sont nombreuses, mais le tabac, ce puissant modificateur du cerveau, en fait assurément partie), et bientôt les conditions nécessaires à une heureuse fécondation de sa puissance intellectuelle sont dérangées, et le succès de son éducation est compromis. La culture pourra bien produire des hommes remarquables par la multiplicité et la variété de leurs connaissances, mais celles-ci seront inutiles et confuses, comme on voit ces belles cristallisations aux prismes réguliers et aux pyramides effilées, quand elles sont privées des conditions nécessaires à leur formation, ne fournir qu'un amas de poussière ou une masse confuse au chimiste inexpérimenté.

On dit que le niveau des études est en baisse (1), et on en accuse ici la bifurcation, là l'exagération des programmes. Quelle que soit l'influence qu'aient pu produire sur l'instruction de la jeu-

(1) M. Duruy, ministre de l'instruction publique, a eu la curiosité d'établir comme un nouveau concours entre les lauréats de la Sorbonne depuis 1830 ; en voici le résultat : « De 1830 à 1840, oscillations sans caractère déterminé ; de 1841 à 1851, marche ascensionnelle ; de 1852 à 1859, décadence générale dans les sciences aussi bien que dans les lettres, sauf pour une faculté, l'histoire ; à partir de 1859, la courbe abaissée se relève et l'on commence à regagner du terrain perdu. » (Discours du ministre prononcé à la distribution des prix du concours général, — août 1864.)

nesse les hésitations des pouvoirs qui, depuis quinze ans, président aux destinées de l'instruc-tion publique, soyons justes. Ces causes ne sont pas les seules, et nous nous écarterions de la vé-rité si nous ne faisions pas la part des habitudes solitaires, ce fléau des pensionnats, du cigare auquel ont décidément voué un culte universel la plupart des candidats au baccalauréat, des aspi-rants aux écoles et dès surnuméraires des admi-nistrations publiques, et des boissons fermentées, enfin, auxquelles conduisent nécessairement la chaleur et la sécheresse que le *bienfaisant* narco-tique détermine sur des bouches si délicates et si excitables.

A ces considérations médico-psychologiques, qu'on me permette d'en ajouter une autre tirée de l'ordre social.

L'habitude de fumer le tabac a porté une at-teinte grave aux relations de société : car c'est elle qui a donné naissance aux estaminets, aux casinos, aux cercles et à tous ces lieux de réunion où chaque jour les hommes vont en nombre tou-jours croissant sacrifier au culte de la pipe et du cigare. L'idée d'association pour la lecture des revues et des journaux n'est que secondaire. On se réunit pour fumer, puis cette distraction finit par en appeler d'autres. On boit quelquefois, on joue par occasion, on évite peu à peu la compagnie des dames et des vieillards, on regarde comme arriérés les hommes qui se comportent autrement, et c'est ainsi que se perd insensiblement le goût des conversations instructives, dont l'histoire, la littérature, la politique, les questions d'actualité, d'intérêt public ou local font les frais, et dont la politesse et l'esprit français faisaient le principal assaisonnement.

J'ajoute que l'habitude de fumer le tabac est un dissolvant de l'esprit de famille, et que la préférence que les hommes accordent aux estaminets et aux cercles a contribué dans une large proportion au relâchement des liens domestiques. En s'accoutumant aux discussions animées qui font la vie de ces réunions, aux jeux variés qui les distraient, à l'atmosphère échauffante que l'on y respire, aux boissons stimulantes qu'on y consomme, on en vient à trouver fades et insipides et les causeries intimes du foyer et les jeux naïfs

des enfants, et tout ce qui se rattache à la vie de
famille. L'ennui qu'un mari y éprouve se communique à sa femme et à ses enfants et si, quelque
jour, l'épouse vient à lui donner de l'ombrage, si
les enfants l'affligent par une émancipation pré-
coce, à qui devra-t-il en rapporter la faute?

A l'appui de cette opinion je pourrais invoquer
plusieurs témoignages dignes, au plus haut degré,
de confiance et d'estime. Mais à quoi bon? Il y a
des écrivains qu'on est parfaitement décidé à
frapper de suspicion, et proclameraient-ils les plus
grandes vérités du monde, jamais certaines personnes ne consentiront à les lire et à les croire.
Mais ces esprits sévères qui récusent également
et les missionnaires et les moralistes, croiront
sans doute à un écrivain libéral qui ne ne s'est
jamais posé comme un apôtre de l'Evangile : c'est
M. Michelet.

« Un fait est incontestable. Au milieu de tant
de progrès matériels, intellectuels, le sens moral
a baissé. Tout avance et se développe : une seule
chose diminue, c'est l'âme ... »

« On ne peut se dissimuler que la volonté n'ait
subi dans les derniers temps de profondes alté-

rations. Les causes en sont nombreuses. J'en signalerai deux seulement, morales et physiques, à la fois, qui frappent précisément au cerveau, l'émoussent et tendent à paralyser toutes nos puissances morales. »

« Depuis un siècle, l'invasion progressive des spiritueux et des narcotiques se fait invinciblement avec des résultats divers selon les populations, ici, obscurcissant l'esprit, là, barbarisant sans retour, là, mordant plus profondément dans l'existence physique, atteignant la race même, mais partout isolant l'homme, lui donnant même au foyer une déplorable préférence pour les jouissances solitaires (1). »

Si toutes ces considérations sont vraies, il en résulte qu'il incombe aux médecins le devoir d'adresser aux pères de famille et à tous ceux qui ont charge d'élever la jeunesse de salutaires avertissements pour les enfants dont le soin leur est confié. Quand ils auront fait accepter cette conviction, que l'habitude du tabac, quand elle a ses racines dans la jeunesse et surtout dans l'enfance

(1) MICHELET, *De l'amour*, 1859, pages 2 et 3,

devient indomptable, que le plus souvent l'usage
est près de l'abus, que l'abus peut engendrer
des maladies d'autant plus dangereuses qu'elles
mettent ordinairement plusieurs années à se pré-
parer (1), les hommes comprendront que leur
principal moyen d'action est l'exemple, et, devenus plus prudents pour eux-mêmes, ils sauvegar-
deront leurs propres intérêts en servant ceux de
leurs fils.

Platon (2) défendait le vin aux jeunes gens jusqu'à dix-huit ans, parce que, disait-il, il rend les
corps plus enclins à la colère et à la luxure. Il
serait désirable que le tabac devînt partout l'objet
d'une pareille défense. Ceci paraîtra sévère au
premier moment; mais j'ai reçu d'assez nombreuses confidences de la part des fumeurs pas-
sionnés, pour croire qu'une pareille mesure ne
rencontrerait de contradicteurs que parmi ceux
qu'elle concernerait, et que tous les pères de famille y applaudiraient sans réserve.

(1) M. le Dr Pidoux a dit, quelque part, avec beaucoup de
raison, qu'il faut souvent plusieurs générations pour faire
une maladie.
(2) Au second livre des *Lois*.

Il existe dans le canton du Valais (Suisse) une loi du 20 novembre 1849 ainsi conçue : « Il est défendu à tout individu domicilié dans le canton de fumer avant l'âge de vingt ans sous peine de deux francs d'amende. Les parents sont responsables de leurs enfants. »

Dans sa séance du 28 septembre 1855, le grand conseil du canton de Berne a pris en considération une proposition de M. Hubacher de défendre l'usage du tabac à fumer aux jeunes gens non admis à la communion (1). Il est vrai qu'après discussion cette proposition a été repoussée ; mais sa prise en considération de la part du grand conseil d'un canton important où le culte du tabac est en honneur, est déjà un fait grave qui a son importance. Voici d'ailleurs qui est plus grave encore.

Il s'est fondé dans le Royaume-Uni, sous le nom de *British anti-tabacco society*, une association qui, comme son nom l'indique, se propose pour objet de combattre et de faire disparaître l'usage du tabac. Dans une assemblée qui a eu lieu à Edimbourg, au commencement de décembre

(1) L'âge de la première communion chez les protestants est fixé à quinze ans.

1859, plusieurs motions ont été adoptées à l'una-
nimité, entre autres la suivante du professeur
Miller : « Que les principes constituants que renferme le tabac étant fortement vénéneux, l'habitude de priser et celle de fumer tendent par des
voies diverses à altérer la constitution physique
et les facultés intellectuelles. » Et cette autre de
M. Thomas Knox : « Que l'usage du tabac à fumer
ayant pour effet d'exciter à boire, non-seulement
en faisant naître une sensation de soif morbide,
mais encore en raison de l'épuisement que détermine cette substance par ses propriétés particulières, ce qui conduit à prendre des boissons
que l'on suppose à tort propres à réparer les
forces, il y a lieu de regarder le tabac comme
poussant au crime et à la dissipation dans les
masses (1). »

Je suis loin de prendre cette dernière assertion
sous ma responsabilité, mais il m'a paru instruc-
tif de rapprocher les votes émis par *British anti-
tabacco society* de la loi du canton du Valais
et des aspirations d'une partie du grand conseil

(1) *Méd. Times and Gaz,* 8 décembre 1860.

cantonal de Berne. Si le lecteur veut bien y joindre les nombreux témoignages que j'ai invoqués, peser les faits que j'ai rapportés et les arguments qui servent de base à mes déductions, j'ai le ferme espoir qu'il pensera comme moi : que mon travail a sa raison d'être, qu'il traite une des plus graves questions d'hygiène de l'époque actuelle, et que, sans la résoudre aujourd'hui d'une manière définitive, on peut, du moins, établir que le développement physique, intellec-. tuel et moral de la jeunesse, aurait tout à gagner si, par la persuasion, l'exemple ou la discipline, on appliquait à l'usage du tabac les restrictions qu'une habitude moins grave que celle-ci inspirait à Platon.

VI

HYGIÈNE DES FUMEURS.

Les règles que la science a tracées pour la conservation de la santé varient suivant les âges, les sexes et les tempéraments. Appliquée aux fumeurs, l'hygiène n'a pas à tenir compte de ces différences.

A l'homme fait pour qui l'habitude du tabac est devenu un besoin, elle offre une direction salutaire et des moyens de préservation plus ou moins efficaces contre les dangers auxquels il s'expose.

A l'enfance et à la jeunesse elle n'a d'autres conseils à donner que l'abstinence.

Pour y soumettre l'enfance, j'invoque une discipline ferme et sévère; mais pour ce qui concerne la jeunesse et particulièrement celle de nos lycées et de nos colléges, c'est-à-dire cette foule de candidats pleins de sève et d'ardeur qui aspire aux fonctions publiques et aux professions libérales, et dont l'exercice des nobles facultés de l'intelligence est l'indispensable instrument, je ne veux d'autres moyens que la persuasion.

J'en appelle à sa raison : après avoir lu cette brochure, qu'elle médite sur mes arguments, et, entre mes conclusions hostiles aux exemples qui la provoquent et la séduisent de toute part et celles d'une mode aveugle et inintelligente, qu'elle décide de quel côté doivent être l'observation, l'expérience, le désintéressement, la vérité, et surtout qu'elle conforme sa conduite à sa décision calme et réfléchie.

L'hygiène des fumeurs n'a pas davantage à s'occuper des femmes. En Europe, en France surtout, la femme a le goût trop délicat pour contracter une habitude qui deviendrait le tom-

beau de ses charmes, et qui, sans aucun doute,
lui ferait perdre l'ascendant qu'elle exerce même
sur les hommes le moins disposés à se soumettre
à son empire.

Les tentatives faites pour l'entraîner dans ce
mouvement vertigineux, qui ne respecte aujour-
d'hui presque aucune famille, sont restées sans
résultat, et tout porte à croire que cet échec sera
définitif. C'est assez que les femmes de la Chine
et de l'Inde paient ce triste tribut à l'imperfection
de la nature humaine : les Françaises ont toute
sorte de motifs pour ne pas se traîner à leur re-
morque.

De tous les tempéraments, celui qui peut permettre avec le moins d'inconvénient l'usage du
tabac à fumer est le tempérament lymphatique.
L'Alsacien en offre un exemple remarquable. Le
pays brumeux qu'il habite, la bière dont il fait
une consommation abondante lui donnent sous ce
rapport une immunité relative mais incontestable.
Les tempéraments nerveux, bilieux, les constitutions sèches et délicates présentent au contraire
les conditions les plus défavorables. Les hommes

qui possèdent cette organisation agiront sagement en s'interdisant l'usage du tabac. Et si cette abstinence leur coûte au commencement quelque sacrifice, qu'ils considèrent toutes les compensations que l'avenir leur réserve et dont cet ouvrage peut leur donner l'idée (1).

C'est donc aux hommes faits que je m'adresse dans ce chapitre, à ceux dont le besoin irrésistible du tabac se justifie par des raisons d'âge, de tempérament, de climat, et pour qui l'habitude est devenue comme une fonction naturelle, respectable au même titre que tant d'autres usages qui, sans être nécessaires à la santé, s'imposent cependant à l'hygiène des familles et des individus.

A mes lecteurs de cette catégorie, je dirai donc :

Quelque habitude que vous ayez du tabac, n'en usez qu'avec la plus grande modération.

N'excédez jamais la dose qui vous est familière ;

(1) Je laisse de côté la question d'économie qu'il n'est pas possible de rattacher directement à l'hygiène. Quel est d'ailleurs le fumeur qui ne peut se démontrer à lui-même, qu'arrivé à la vieillesse, son habitude lui a coûté la somme de quatre à cinq mille francs au minimum ?

on a vu le moindre écart, dans ce sens, déterminer des accidents sérieux.

Il serait même prudent de ne pas l'atteindre,
car la puissance de l'habitude a ses caprices :
telle dose qui était hier inoffensive et qui est encore indifférente aujourd'hui, peut produire de
grands effets demain.

A moins d'une habitude éprouvée, fumez le
tabac le moins âcre et tenez compte de sa prove-
nance. Sous ce rapport, les tabacs du Levant, de
la Havanne et du Maryland, parmi les produits
étrangers; celui d'Alsace, parmi les tabacs indi-
gènes, doivent être préférés.

Que votre tabac soit plutôt sec qu'humide :
vous allez en comprendre la raison. La nicotine,
qui est sa partie active, se décompose, comme
tous les produits organiques, à une température
élevée, à une condition toutefois, c'est qu'elle ne
soit pas mélangée à un corps volatil. Or l'eau,
quand elle fait partie du tabac en combustion,
devient vapeur, elle protége ainsi la nicotine,
la mélange à la fumée, l'entraîne loin du foyer
de la combustion et en dépose une partie
dans la bouche, où elle se dissout dans la

salive et lui communique ses qualités fâcheuses.

Il est prudent de ne pas fumer à jeûn. C'est pour négliger ce conseil que tant de fumeurs ont la tête embarrassée pour tout le reste de la journée.

Après le repas, ne vous pressez pas de fumer. Attendez au moins un quart d'heure avant d'allumer votre cigare ou votre pipe.

Fumez toujours à l'air libre, surtout quand vous venez de manger.

Soignez la toilette de votre bouche avec plus de soin que celle de votre barbe. Après avoir fumé, rincez-vous la bouche avec de l'eau fraîche aiguisée de quelques gouttes d'eau-de-vie, d'eau de Cologne ou de toute autre liqueur aromatique. Surveillez vos dents, faites disparaître, par la main d'un dentiste habile, les saillies et les aspérités qui pourraient irriter un point quelconque de la cavité buccale et devenir ainsi le point de départ d'une dégénérescence dangereuse.

Vous voulez savoir ce que pense l'hygiène des différents procédés à l'aide desquels on fume le tabac? Ce n'est, de votre part, qu'une question

de pure curiosité, car vous avez fait depuis longtemps votre choix, et ce n'est pas ce que j'en puis
dire ici qui modifiera vos habitudes.

Voici toutefois ce que l'expérience et la raison
enseignent sur ce point :

Des trois procédés usités en Europe, c'est la
cigarette qui semble offrir le moins d'inconvénients. Elle dure peu, s'éteint facilement, et, dans
ce cas, on la jette sans regret, à cause de son peu
de valeur. A ces avantages apparents, ajoutez que
le tabac qu'on emploie à sa confection est généralement plus doux et par conséquent contient
moins de nicotine.

Cependant il est démontré qu'elle produit un
dessèchement prononcé, quelquefois pénible de
la bouche et du gosier, et que, des trois manières
de brûler le tabac, c'est celle-là qui développe le
plus souvent le besoin de boire. Les maîtres dans
l'art de chanter le savent bien : à une cigarette,
préférez, disent-ils, deux cigares; à un cigare,
préférez deux pipes; vous ferez mieux encore de
vous abstenir.

Malgré ce jugement, c'est le cigare qui obtient
les honneurs de la préférence. Je ne veux pas

dire qu'il la mérite sous tous les rapports , car il offre quelques inconvénients relatifs que les grands fumeurs connaissent bien et que je veux signaler à mon tour dans l'intérêt de mes lecteurs.

On a remarqué qu'à partir d'un certain point, le goût du cigare devient moins agréable et que ses propriétés sont moins inoffensives. Cela vient de ce que la nicotine , dégagée des premières couches mises en combustion , se condense, en partie du moins, dans celles qui sont le plus rapprochées de la bouche, qu'elle se retrouve avec celle qui se dégage à la fin du cigare , et qu'elle se mélange aux produits pyrogénés qui s'étaient arrêtés en route avec le principe vénéneux.

De cette remarque découle ce conseil :

Si votre position vous le permet, ne fumez que la moitié du cigare ; je dirais volontiers le tiers seulement et même moins.

Si la question d'économie vous commande, rejetez, du moins, le cigare quand la combustion est assez avancée pour échauffer le bout qui est en rapport avec la bouche.

Ce contact direct du cigare avec les lèvres est un inconvénient auquel on cherchait à obvier

autrefois en fixant à l'une de ses extrémités un
chalumeau ou une plume qui servait de canal à
la fumée. Plusieurs fumeurs se servent aujour-
d'hui, dans le même but, d'un porte-cigare fait
d'ambre, d'ivoire, de corne ou de bois, et ils ont
raison. Avec cet intermédiaire on évite de mâcher
le tabac, et la fumée a le temps de déposer dans
le trajet quelque peu de ses principes actifs.

Le dernier conseil que je donnerai, sur ce
sujet, est de ne jamais rallumer un cigare
refroidi depuis quelque temps, parce qu'il est
plus âcre et qu'il fait saliver davantage. J'ajoute
qu'il exerce une action narcotique plus puissante.
L'*Union médicale* rapporte qu'un grand fumeur,
d'une rare vigueur, tomba un jour à la renverse
pour avoir tiré quelques bouffées d'un cigare fin
rallumé, retrouvé sur une cheminée au bout de
quinze jours.

De ce qui précède, il résulte que c'est la pipe
qui mérite la préférence. Mais choisissez-la sans
caprice, sans indifférence, et avec toute l'attention qu'un homme sérieux apporte aux choses
importantes et sérieuses.

En premier lieu, rejetez avec mépris la pipe en terre, à tube court, vulgairement appelé *brûle-gueule*. Avec cet instrument, tout le principe vé-néneux du tabac arrive dans la bouche et s'y con-dense en partie. C'est surtout parmi les fumeurs qui en font usage qu'on rencontre le cancer de la bouche.

« De toutes les manières de fumer, dit Percy, l'usage du *brûle-gueule* est la plus dangereuse et la plus ignoble. Il est rare que l'homme qui l'a adopté soit propre, rangé et bien portant. C'est dans cette classe que se trouvent, sauf les excep-tions, les ivrognes, les débauchés (1). »

Si vous préférez l'humble pipe en terre, gar-nissez son tuyau d'un embout aplati d'ambre ou d'une autre matière peu conductrice du calo-rique : c'est ainsi que vous protégerez vos lèvres.

Les fumeurs discutent sur la différence de qua-lité entre une pipe neuve et une pipe *culottée*. Voici ce que l'expérience et l'hygiène enseignent à cet égard :

Le tabac offre moins de danger quand sa fumée

(1) *Dictionnaire des sciences médicales*, t. LXII, p. 465.

7

passe par une pipe neuve, parce que la terre po-
reuse et absorbante dont elle est formée retient
les produits fixes (le goudron et la nicotine) jusqu'à ce qu'elle en soit saturée. Mais il plaît beaucoup moins parce que les produits pyrogénés
gazeux, d'une saveur généralement désagréable,
arrivent presque seuls à la bouche du fumeur.
Quand la pipe est *culottée*, elle devient neutre,
c'est-à-dire qu'elle laisse passer tous les produits
de la combustion sans en retenir aucun par elle-
même.

La bonne pipe est celle qui est munie d'un long
tuyau, comme s'en servent les Turcs, les Persans
et les Allemands, car le principe vénéneux, dans
le long parcours qu'il traverse avant d'arriver à
la bouche du fumeur, se condense dans les parties relativement froides qu'il rencontre.

Mais la meilleure, sans contredit, de celles
qui sont en usage en Europe, est celle qui est
pourvue d'un récipient ou *pompe* où viennent
se déposer les produits de la combustion, et j'ai
peine à m'expliquer pourquoi son usage devient
si rare.

Quelle que soit la forme que vous ayez adoptée,

ne vous servez jamais de la pipe d'autrui, le contraire peut offrir des dangers, surtout si le tuyau a une garniture de bois et de corne dont la matière s'imbibe facilement d'une salive impure.

Les mêmes raisons qui nous ont dicté le conseil de rejeter une partie du cigare doivent engager le fumeur à laisser au fond du fourneau de sa pipe une certaine quantité de tabac, autrement dit un *culot* qu'on rejette sans fumer.

Pour obvier aux dangers qui ont inspiré les règles d'hygiène que je viens de tracer, un pharmacien de Paris, M. Ferrier, a proposé aux fumeurs un procédé qu'il est utile de rappeler ici. Pour l'appliquer, il faut d'abord une préparation qui consiste à tremper du coton dans une dissolution aqueuse très étendue d'acide tannique, puis, quand il est bien imbibé de la dissolution, on l'exprime entre les doigts et on le sèche à l'étuve. On introduit un fragment de ce coton dans un porte-pipe ou porte-cigare spécial qui se compose d'un tuyau creux, très évasé à l'une de ses extrémités, terminé à l'autre extrémité par une ouverture assez étroite. En traversant le coton imbibé d'acide tannique, la fumée y dépose toute

la nicotine dont elle est chargée. Dès lors le redoutable poison qui provient de la combustion
du tabac ne peut plus exercer sur les organes du
fumeur son action malfaisante (1). Reste à voir si,
en supprimant complètement la nicotine, on ne
supprime pas de la fumée du tabac les qualités
qui la font apprécier du fumeur.

Moi aussi je me suis occupé de cette question,
et après des tâtonnements et des raisonnements,
dont je fais grâce au lecteur, je me suis demandé
si l'Indien, qui nous a donné le tabac, ne pourrait
pas aussi nous indiquer le moyen d'échapper à
ses dangers.

Dans l'Inde, quand on fume le *Houka* (2), on
se sert d'un mélange aromatique où le tabac, bien
sec et bien pilé, n'entre que dans une proportion
modérée. Aussi la fumée qui en résulte et qui
d'ailleurs n'arrive à la bouche qu'après avoir tra-

(1) *Bulletin de la société d'encouragement*, cité par M. Figuier. Année scientifique, 1862, p. 397.
(2) Pipe turque, indienne ou persane. En sortant de son
fourneau, la fumée traverse une sorte de bain-marie, par-
court un tuyau de 3 à 4 mètres de long, et perd avant
d'arriver à la bouche une partie de son calorique et de sa
mordacité.

versé une couche d'eau contenue dans un vaste récipient, est-elle complètement inoffensive.

Pourquoi ne fumerions-nous pas le Houka? L'industrie qui a su trouver le Racahout des Arabes, l'Ervalenta, la Revalescière, le Karouba et d'autres mystifications de ce genre, saura bien, si elle y trouve un jour son intérêt, composer avec des proportions modérées de tabac un mélange qui satisfasse le goût des amateurs en protégeant ce qu'ils ont de plus cher en ce monde : la santé.

Arrivé au terme de ce travail, qu'on me permette de rappeler que s'il a été écrit pour tout le monde, j'en recommande particulièrement la lecture aux fumeurs. Et si le langage de la science, dont je crois avoir été l'interprète, leur paraît quelquefois sévère, qu'ils considèrent que pour prix des sacrifices qu'elle attend d'eux, l'hygiène leur offre un moyen de plus de conserver jusqu'à la vieillesse l'intégrité de leurs facultés physiques, intellectuelles et morales. C'est là un but assez grand, assez noble, assez précieux, pour que les hommes appliquent à sa poursuite toute la puissance de leur volonté, et que, pour l'atteindre, ils réalisent les conditions que recommande à ceux qui veulent vieillir le savant auteur que j'ai cité au début de mon travail, et dont j'aime encore à citer les paroles en terminant : « Une bonne conduite, une existence toujours occupée, du travail, de l'étude, de la modération, de la sobriété en toutes choses (1). »

(1) *De la longévité*, par FLOURENS, p. 7.

TABLE DES MATIÈRES.

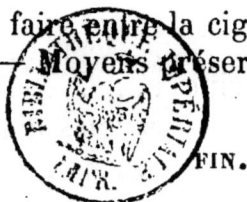

FIN.

Besançon, imp. Dodivers et Cᵉ, Gr.-Rue, 42.

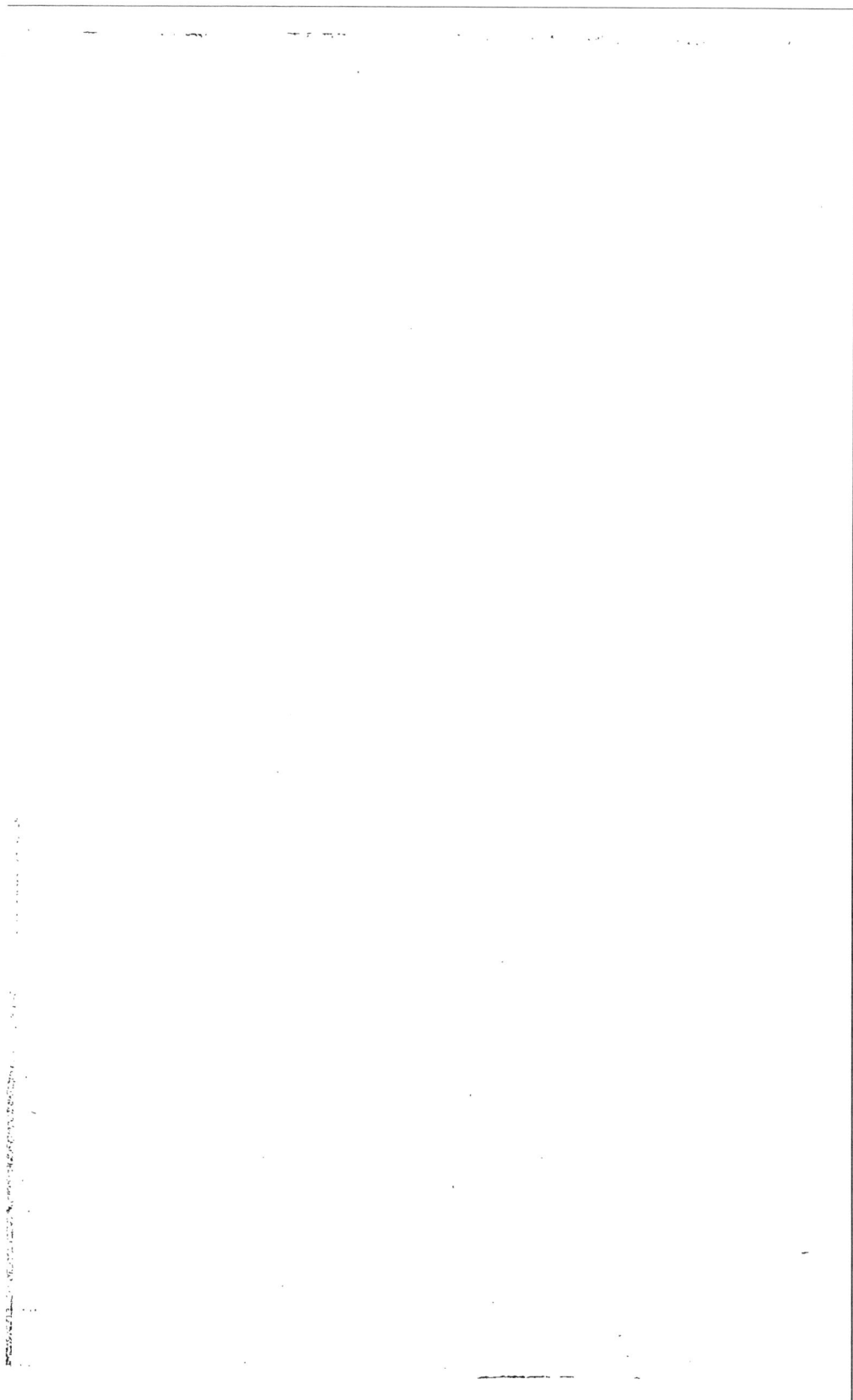

Besançon. — Imprimerie Dodivers et Cᵉ.

www.ingramcontent.com/pod-product-compliance
Lightning Source LLC
Chambersburg PA
CBHW052058090426

42739CB00010B/2224